**Naturkosmetik** Natürliche Pflege für den ganzen Körper. Zum selber machen.

# Naturkosmetik

**Natürliche Pflege für den ganzen Körper. Zum selber machen.**

© 2011 Pia Hess Naturkosmetik
Alle Rechte vorbehalten
einschliesslich derjenigen des auszugsweisen
Abdrucks sowie der fotomechanischen
und elektronischen Wiedergabe.

ISBN 978-3-033-02773-2

Gestaltung und Satz: Silvia Hess Jossen, Kriens
Fotos und Zeichnungen: © Wada Jossen, Kriens
Herstellung und Druck: gutzumdruck seiler, Luzern

**Kontakt und Bestellungen:**
Pia Hess, Falkenriedweg 5
3032 Hinterkappelen
pianaturkosmetik@bluewin.ch
www.pianaturkosmetik.ch

**Hinweis:** Alle Rezepturen in diesem Buch sind
ausführlich getestet und erprobt. Sie sind nach bestem
Wissen und Gewissen zusammengestellt worden.
Dies entbindet den Nutzer aber nicht, die Rezeptur-
vorschläge sorgfältig zu überprüfen und
eigenverantwortlich anzuwenden.
Eine Haftung der Autorin ist ausgeschlossen.

# Inhalt

| | | | |
|---|---|---|---|
| 7 | Vorwort | 82 | Augenpflege |
| 9 | Leidenschaft Naturkosmetik | 84 | Lippenpflege |
| 11 | Was ist Naturkosmetik? | 86 | Mund- und Zahnpflege |
| | | 89 | Pflege für die jugendliche Haut |
| 13 | **Grundlagen** | 97 | Pflege in den Wechseljahren |
| 14 | Sammeln und Trocknen | | |
| 16 | Arbeitsutensilien | 105 | **Duschen** |
| 18 | Grundlagen der Haltbarkeit | 106 | Waschaktive Substanzen |
| 20 | Die Konservierung | 108 | Duschgels |
| 23 | **Kräuterauszüge** | 111 | **Baden** |
| 24 | Wässrige Auszüge | 113 | Badeöle |
| 25 | Tinkturen | 116 | Badesalze |
| 28 | Pflanzenölauszüge | 119 | Sprudelkugeln und Badekonfekt |
| 31 | **Pflanzenöle** | 123 | **Pflegen und Verwöhnen** |
| 32 | Chemische Zusammensetzung | 124 | Körper- und Massageöle |
| 34 | Leichte Pflanzenöle | 128 | Körpermilch |
| 36 | Mittelschwere Pflanzenöle | 130 | Körperbutter |
| 39 | Schwere, reichhaltige Pflanzenöle | 131 | Körperpeeling |
| 42 | Besondere Kostbarkeiten Wirkstofföle | 133 | Puder und Deodorant |
| 47 | **Die Haut** | 135 | **Haarpflege** |
| 48 | Der Aufbau der Haut | 139 | Shampoos |
| 50 | Hautbild und Hauttypen | 141 | Haarspülungen |
| 51 | Die Pflege der Haut | 144 | Haarkuren |
| 52 | Sonnenschutz | 146 | Glanz- und Farbreflexe |
| 53 | Gesichtspflege | | |
| | | 151 | **Parfums** |
| 55 | **Produkte Gesichtspflege** | 153 | Die Geschichte des Parfums |
| 56 | Reinigungsmilch | 155 | Die Gewinnung ätherischer Öle |
| 58 | Gesichtswasser | 160 | Ideen für Duftkompositionen |
| 62 | Gels | | |
| 64 | Salben und Balsame | 163 | **Pflanzen** von A bis Z |
| 68 | Cremes | 173 | **Ätherische Öle** von A bis Z |
| | | 191 | **Rohstoffe** von A bis Z |
| 76 | **Besondere Gesichtspflege** | 202 | **Bezugsquellen** |
| 77 | Peelings | 204 | **Literatur** |
| 78 | Packungen und Masken | 206 | **Verzeichnis der Rezepte** |

# Vorwort

Was Pia Hess macht, das macht sie mit umfassender Kenntnis, mit Liebe und Herzblut. Und zwar bis ins kleinste Detail. Ob es um das Sammeln heilender Pflanzen geht und deren Ansätze, die Herstellung feiner Badeöle oder um Grundlagen des Riechens, um die reizende Art der Verpackung oder die Verwendung ausschließlich haut- und umweltfreundlicher Rohstoffe. Pia Hess schaut immer genau hin und sie macht in punkto Qualität keine Kompromisse. Heilpflanzen und Naturkosmetik sind ihre Leidenschaft.

Das zeigt sich in allem, was sie macht und wie sie etwas macht. Pia Hess ist authentisch. Nicht nur, was sie für sich selbst oder zum Verkauf herstellt, sondern auch was sie Anderen zeigt und beibringt ist vielfachst durchdacht und praxisnah erprobt. Nichts ist «theoretisch» oder zusammengeklaubt aus fremden Quellen, alles ist durchdrungen von weitreichender langjähriger Erfahrung. Und mit ansteckender Lust und Liebe zum Tun.

Wir von der Freiburger Heilpflanzenschule haben das Glück, Pia Hess seit Jahren regelmäßig als unsere Referentin genießen zu dürfen. Wenn sie bei uns unterrichtet, durchzieht die Räumlichkeiten ein warmer sinnlicher Duft und wir sehen in den stets ausgebuchten Kursen freudige, zufriedene Gesichter. Pia Hess vermittelt in allem eine Leichtigkeit und Freude, regt an, genau hinzuschauen, stärkt und macht Mut, selbst wenn Fehler gemacht wurden. «Wie gut, dass das jetzt passiert, dann können wir gemeinsam nach einer Lösung schauen», meint sie dann in ihrer angenehmen Art.

Sie werden Pia Hess in jeder Zeile dieses Buches mit ihrer kompetenten, liebenswürdigen Art begegnen und dürfen sich als Leserin glücklich schätzen, durch dieses Buch von solch einer kompetenten Fachfrau Naturkosmetik lernen zu dürfen.

Doch Vorsicht, vielleicht passiert das, was man als «Ansteckung» bezeichnen könnte: Sie könnten bald eine unbändige Lust verspüren, selbst tätig zu werden, es könnte Sie packen und Sie wollen selbst loslegen mit der Praxis – und: was Sie dann machen, werden Sie mit dieser Art Hingabe tun, die aus diesem Buch strahlt.

Erich Kästner sagte: «Es gibt nichts Gutes, ausser man tut es», und Geheimrat Goethe: «Es ist nicht genug, zu wissen, man muß auch anwenden; es ist nicht genug, zu wollen, man muss auch tun». In diesem Sinne freudiges Tun und Anwenden für Ihre «Naturkosmetik!»…

*… wünscht Ihnen Ursel Bühring* Freiburger Heilpflanzenschule, www.heilpflanzenschule.de

Für Fabio und Nico

# Leidenschaft Naturkosmetik

Als ich etwa 10 Jahre alt war, schenkte mir mein Onkel ein kleines Büchlein: «Unsere Heilpflanzen» von Hans Flück. Seitdem sammle, trockne und verarbeite ich Kräuter – nun schon seit mehr als 40 Jahren. Am Anfang war es die Freude, Pflanzen zu schönen Pflegeprodukten und Heilmitteln zu verarbeiten, was ein Teil meiner interessanten Ausbildung zur Drogistin war. In der Schweiz werden die Drogisten aufgesucht, wenn es um sanfte Selbstmedikation geht. Während meiner Lehrjahre von 1973–77 war die Industriekosmetik mit all den spannenden, chemischen Möglichkeiten populär. Mein damaliger Freund schenkte mir ein Rezeptbuch für die Herstellung von Naturkosmetik. Fasziniert testete ich in meiner Freizeit die Rezepte und bald schon kreierte ich eigene Mischungen.

Ende der 70er-Jahre entstanden im Zuge der alternativen Bewegung überall Handwerkermärkte. Ab 1981 nahm ich mit meinen Produkten an verschiedenen Märkten teil und gründete 1984 mit Freunden aus der Markt-Szene einen Laden in der Freiburger Altstadt.

Durch die Sehnsucht nach Natürlichem, Blumen und Düften, florierte bereits damals die Werbung mit der Natur. 1993 schrieb ich mit Rosmarie Krauchthaler in unserem Buch, das im AT-Verlag erschien: *«Viele Firmen fügen ihren Produkten ein paar Tröpfchen raffiniertes Avocadoöl oder synthetische, nach Wald und Wiesen duftende Essenzen zu – und schon läuft die Werbung unter dem Etikett Natur. Der Hauch einer Rose auf einer billigen Paraffin-Wasser-Mischung genügt jedoch nicht, um sie im Luxus-Topf als edle Rosencreme zu verkaufen».*

Inzwischen haben sich die Naturkosmetik wie auch biologische Nahrungsmittel dank der «alternativen Bewegung» etabliert und werden in der Kosmetik- sowie in der Lebensmittelbranche immer wichtiger. Seit 1996 ist die Deklarierung der Inhaltsstoffe für Naturkosmetik Vorschrift. Die lateinisch-amerikanischen INCI-Bezeichnungen sind für Laien aber oft nicht verständlich und nur mit Hilfe von Nachschlagewerken entzifferbar. Dennoch bleibt vieles unklar: Bei den ätherischen Ölen ist oft nicht ersichtlich, ob der Duftstoff direkt aus der Pflanze verwendet oder in seinen Einzelteilen aus dem Labor zugefügt wird. Unter dem Wort «Parfum» verstecken sich Duft- und Aromastoffe, die somit verschlüsselt bleiben. Seit 2001 werden immer weitere Naturkosmetik-Labels geboren, die Richtlinien für die Hersteller und Sicherheit für die Konsumenten bieten sollen.

Ich stelle Naturkosmetik her, weil mich sinnliches Verwöhnen, Schönheit, Duft und Kreativität erfreuen. In den letzten Jahren habe ich immer mehr Anfragen bekommen, mein Wissen für die Zubereitung von Pflegeprodukten an Kursen und in Schulen zu vermitteln.

Der Umgang mit Pflanzen und das Herstellen von Kosmetik und Produkten für die Hausapotheke sind beglückende Beschäftigungen. In diesem Buch geht es um die Grundlagen der Herstellung von Naturkosmetik auf Pflanzenbasis. Mit unkomplizierten Rezepten und wenigen Zutaten ist dies möglich. Seit dem Erscheinen meines ersten Buches habe ich viele neue Erfahrungen gesammelt, Praktisches und Wissenswertes dazu gelernt, neue Rohstoffe entdeckt und viele Rezepturen erprobt, die ich gerne mit Ihnen teilen möchte.

*Pia Hess, im Sommer 2010*

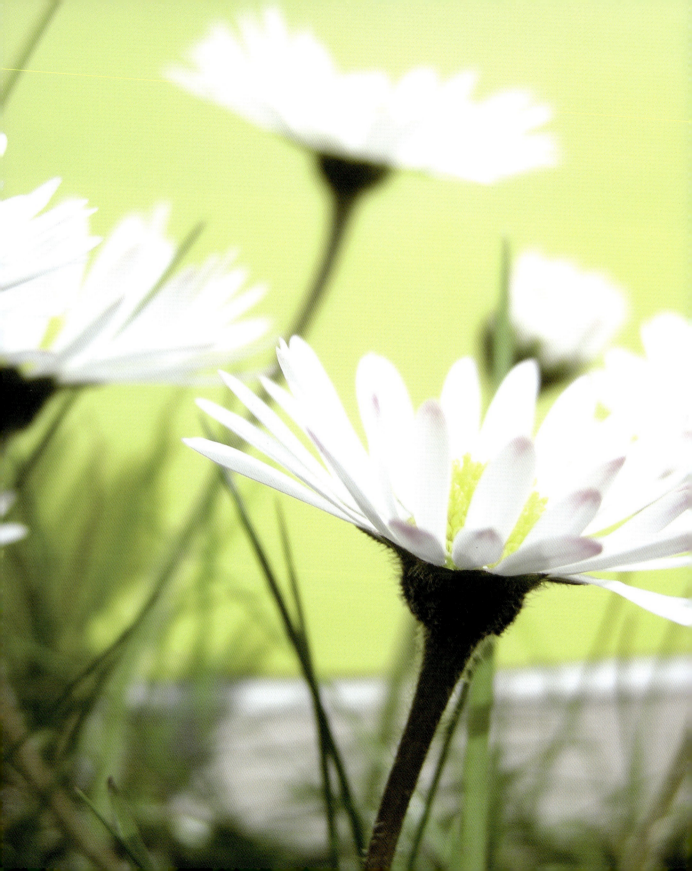

# Was ist Naturkosmetik?

**Im Unterschied zu industriell hergestellter Kosmetik zeichnet sich selbst hergestellte Naturkosmetik durch folgende Punkte aus:**

- Die Verwendung von wenigen, gezielt und sorgfältig auf die Bedürfnisse ausgewählte Rohstoffe
- Die einfache Herstellung zu Hause
- Naturkosmetik ist aus haut- und umweltfreundlichen Rohstoffen wie Pflanzenölen, -fetten und -wachsen, Pflanzentinkturen und Blütenwässern (Hydrolate) hergestellt.
  Ausnahmen tierischen Ursprungs, jedoch nicht vom toten Tier, sind Bienenwachs und Honig, sowie Lanolin, das aus der Schafwolle gewonnen wird.
- Enthält keine Paraffine und andere Erdölderivate
- Rohstoffe aus biologischem Anbau oder Wildsammlung, wenn möglich aus der Region, sind von Vorteil. Wenn ich Beziehung zu Direktlieferanten habe, verwende ich auch Rohstoffe ohne Label, falls ich zu deren Produktion Vertrauen finde.
- Wo Naturstoffe bedroht sind, soll nach Alternativen gesucht werden:
  z.B. gewisse ätherische Öle wie Sandelholzöl, Arganöl und andere schwierig zu gewinnende Rohstoffe setze ich als besondere Kostbarkeit nur in Ausnahmefällen ein.
- Darf keine synthetischen Duft- und Farbstoffe enthalten
- Konservierungsmittel sind natürlichen Ursprungs
- Ist problemlos abbaubar
- Unterstützt die natürlichen Hautfunktionen und schützt die Haut vor schädlichen äusseren Einflüssen
- Soll in wieder verwendbare Glastöpfe oder -flaschen oder Behälter aus abbaubarem (recyclierbarem) Kunststoff (Polyäthylen) abgefüllt werden
- Für die Herstellung von Naturkosmetik sind keine Tierversuche nötig.
- Gerade für Menschen mit Hautproblemen und Allergien ist es besonders wertvoll, die Auswahl der Rohstoffe selbst zu bestimmen. Bei der Herstellung eines Produktes mit wenigen Rohstoffen kann sich die Unverträglichkeit auf eine Zutat schnell herauskristallisieren.
  Es ist möglich, dass Sie auf ein unverdächtiges Pflanzenöl, Bienenwachs, ein ätherisches Öl oder weitere Rohstoffe allergisch reagieren. Um dies herauszufinden, tragen Sie die Stoffe an verschiedenen Tagen pur auf der Innenseite des Unterarms auf und beobachten Sie die Reaktionen.
- Naturkosmetik ist eine Art Gesundheitsvorsorge. Sie bedeutet Pflege, Schutz, Wohlfühlen und Entspannung – denken Sie an ein entspannendes Bad, eine wohltuende Massage oder die erfrischende Morgendusche – und sie macht Spass, auch bei der Herstellung.

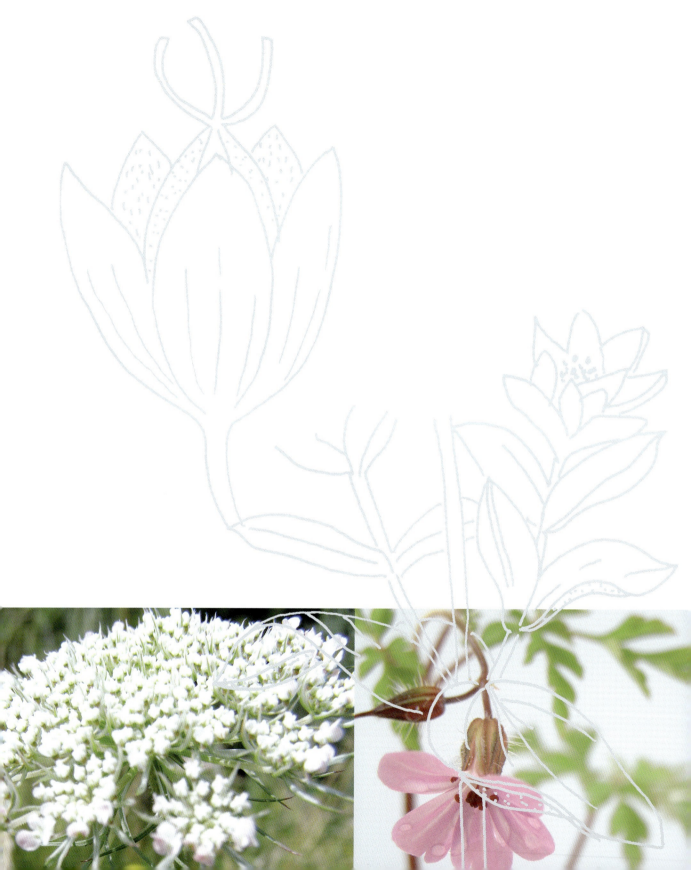

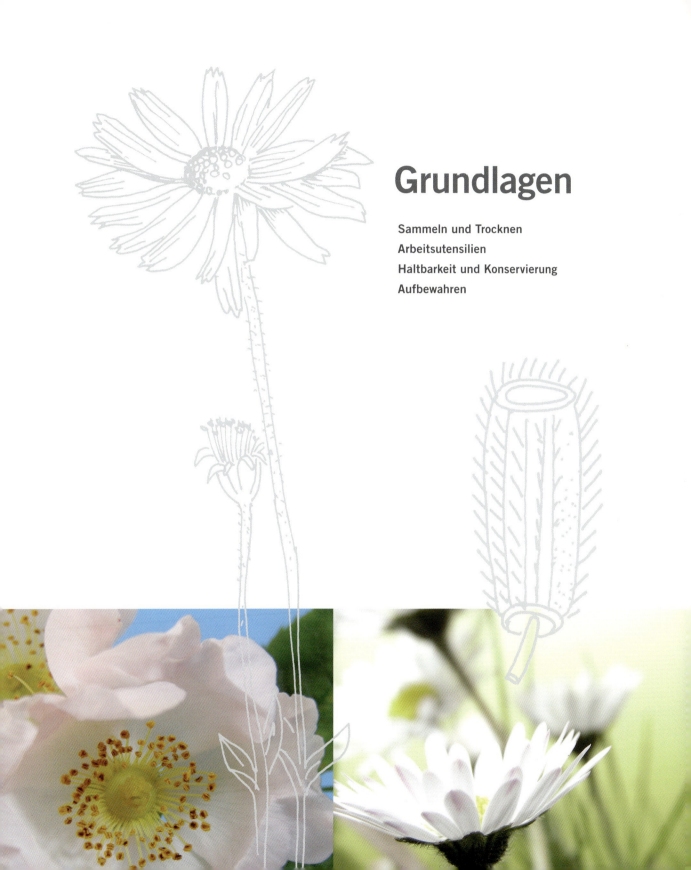

# Grundlagen

Sammeln und Trocknen
Arbeitsutensilien
Haltbarkeit und Konservierung
Aufbewahren

# Sammeln und Trocknen

### Wie werden Heilpflanzen gesammelt?

Gehen Sie auf die Suche von unbelasteten Orten in der Natur: Wiesen, Waldränder oder Flussufer. Bei Spaziergängen lassen sich wunderschöne Plätze entdecken.

Meiden Sie Strassen, Industriegebiete und gedüngte Wiesen und Weiden.

Sammeln Sie nur gesunde und unverschmutzte Pflanzen, die Sie ganz sicher kennen.

Sammeln Sie nur Pflanzen, die Sie wirklich benötigen und die reichlich vorkommen. Lassen Sie einen Grossteil des Bestandes stehen, damit das Gleichgewicht erhalten bleibt.

Nähern Sie sich den Pflanzen achtsam und liebevoll. Vermeiden Sie unnötiges Zertreten.

Die meisten Pflanzen lassen sich gut von Hand pflücken; für jene mit harten Stängeln ist eine Schere empfehlenswert, damit die Wurzeln in der Erde bleiben.

Legen Sie die gepflückten Pflanzenteile locker in einen Korb, in Papiertüten oder Stoffbeutel; Plastiksäcke sind ungeeignet, da die Pflanzen darin «schwitzen».

### Zeit- und Wetterregeln

Bei grosser Hitze und Trockenheit oder nach einer Regenperiode enthalten die Pflanzen weniger Wirkstoffe. Das Wetter sollte also weder zu trocken noch zu feucht sein.

Mondeinfluss nach Möglichkeit beachten: Es gibt Blatt-, Blüten-, Wurzeltage.

Heilpflanzen nie nach Vollmondnächten sammeln. Das Mondlicht nimmt den Pflanzen viel Kraft. Die Pflanzensäfte steigen bei zunehmendem Mond auf, bei abnehmendem strömen sie ab.

Wurzeln werden dagegen bei abnehmendem Mond ausgegraben. Ende September bis Anfang November, frühmorgens, ist die beste Erntezeit.

Alle übrigen Pflanzen über der Erde werden gepflückt, sobald sich die Mondsichel vergrössert.

Die ideale Sammelzeit für Blüten und Blätter mit ätherischen Ölen ist vor der Mittagshitze, wenn der Tau abgetrocknet ist. Der Gehalt an Wirkstoffen ist bei Blühbeginn am höchsten. Ausnahme: Zitronenmelisse vor Blühbeginn.

## Das Trocknen

Zuhause legen Sie die Pflanzen auf flache Körbe, auf mehrere Lagen saugfähiges Papier oder auf ein Leintuch, das auf einem Wäscheständer liegt. Der «Trockenraum» sollte schattig, luftig, staubfrei und trocken sein.

Blüten (flos) dürfen mit den ganzen Köpfen trocknen; die Zungenblüten z.B. der Ringelblumen müssen nicht abgezupft werden.

Hingegen ist es sinnvoll, vor allem die Blätter (folium, z.B. von Pfefferminze oder Zitronenmelisse) vom Stängel abzuzupfen – so bleiben die gesamten Wirkstoffe im Blatt erhalten und ziehen sich nicht in die Stängel zurück.

Wenn Sie das blühende Kraut (herba) verwenden, dürfen die Pflanzen zu lockeren Sträussen gebunden und an einem trockenen, luftigen Ort aufgehängt werden.

Wurzeln (radix) werden nach der Ernte kurz mit einer «Wurzelbürste» gewaschen und in kleine Stücke geschnitten.

Während besonders feuchten Sommern und auch für feuchte Wurzelstücke ist es sinnvoll, mit künstlicher Wärme von ca. 40°C nachzuhelfen (Dörrapparat oder Backofen, Türe nicht ganz schliessen).

## Aufbewahren

Sobald die getrockneten Pflanzen «knistern», füllen Sie die Pflanzen unzerkleinert in dicke Papiertüten, Karton- oder Holzdosen. Auch dunkle Gläser oder Stoffbeutel aus Baumwolle oder Leinen sind geeignet.

Etikettieren Sie Ihre Schätze mit Pflanzenname und Erntedatum.

Lagern Sie den Kräutervorrat an einem lichtgeschützten, trockenen Ort.

Bis zur nächsten Ernte in einem Jahr sollten Sie die Pflanzen verarbeiten; nachher verlieren sie viel von ihrem Wirkstoffgehalt.

Weitere Infos finden Sie in:
**«La Luna, Kräuterbuch»** von Rudi Beiser
**«Alles über Heilpflanzen»** von Ursel Bühring
**«Aussaattage»** von Maria Thun

# Arbeitsutensilien

Für die Herstellung unserer Naturkosmetik brauchen wir keine besondere Laborausrüstung. Das meiste Zubehör ist im normalen Haushalt bereits vorhanden.

Wenn Sie sich entscheiden, regelmässig Ihre Kosmetikprodukte selbst herzustellen, ist die Besorgung von zwei, drei feuerfesten **Bechergläsern mit Skala** 50–400 ml empfehlenswert. Sie dienen zum Abmessen wässeriger Flüssigkeiten und können zum Erwärmen der Wasserphase bei nicht zu hoher Temperatur direkt auf die Kochplatte gestellt werden.

Für die Fettphase *Seite 68* stellen wir das Becherglas in eine mit wenig Wasser gefüllte **Pfanne**. Für grössere Portionen Salben, Balsame oder Cremes empfehle ich eine feuerfeste **Glas-, Porzellan- oder Emailschüssel**, am besten mit Griffen, die sich am Topfrand abstützen lassen. **Inox-Schüsseln** oder **Marmeladegläser** sind auch eine Möglichkeit; Kunststoff ist wegen der Temperatur-Undurchlässigkeit nicht geeignet. Mein bevorzugtes Material ist Glas.

Sehr nützlich ist eine **Waage mit Feinanzeige**, die auf ein Gramm genau wiegen kann, beispielsweise eine Diät- oder Briefwaage – oder die Feinwaagen.

Wenn Sie Cremes herstellen möchten, die auf Fett- und Wasserphase aufgebaut sind, lohnt sich der Kauf eines **Laborthermometers** mit einem Messbereich bis 100 °C. Für die Zubereitung von Salben, Balsamen oder kaltgerührten Emulsionen ist das Thermometer nicht notwendig.

Sinnvoll ist auch die Anschaffung eines **Stabmixers mit verschiedenen Stufen**. Kleine Portionen Cremes lassen sich auch mit einem Quirl eines **Handrührmixers** gut mischen.

Bechergläser, Glasstäbe, Thermometer sowie viele Rohstoffe für die Zubereitung der Produkte sind auch in kleinen Mengen bei den im Anhang genannten Adressen bestellbar. Einige Grundstoffe sind zudem in Drogerien, Apotheken und Bioläden erhältlich.

Denken Sie daran: Je frischer die Zutaten und je besser die Qualität, desto besser die Frischkosmetik! Vor allem bei Heilpflanzen, Pflanzenölen, ätherischen Ölen und frischen Zutaten aus der Küche, die Sie zum Beispiel für Masken oder Haarkuren verwenden, lohnt es sich, auf biologische Qualität zu achten.

**Abkürzungen:** g = Gramm / EL = Esslöffel / TL = Teelöffel / ml = Milliliter / Msp = Messerspitze / Tr. = Tropfen

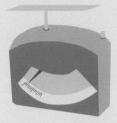
Diät-, Brief- oder Feinwaage
mit 0,5 oder 1 Gramm-Einteilung

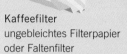
Weicher Teigschaber

Kaffeefilter
ungebleichtes Filterpapier
oder Faltenfilter

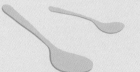
Tee- und Esslöffel

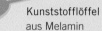
Kunststofflöffel
aus Melamin

Spatel
zum Abfüllen der Cremes

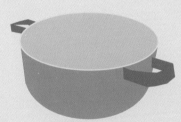
Kochtopf oder flache Pfanne
für das Wasserbad

Feuerfeste Glas-, Porzellan-
Inox- oder Emailschüssel

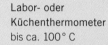
Labor- oder
Küchenthermometer
bis ca. 100° C

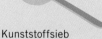
Kunststoffsieb
zum Abseihen von Kräutern

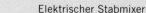
Glasstäbe zum Rühren

Elektrischer Stabmixer

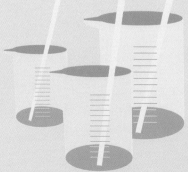
Feuerfeste Bechergläser
mit Masseinteilung, niedrige Form
50, 250, 400 ml, evtl. noch 600 ml

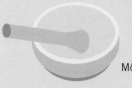
Mörser

# Grundlagen der Haltbarkeit

**Hygiene.** Sauberes Arbeiten trägt wesentlich zur Haltbarkeit der Produkte bei:
- Die Arbeitsfläche muss sehr sauber sein.
- Rührgeräte, Spatel, Thermometer, Bechergläser und Cremetöpfe mit einem Haushalttuch, das mit 70%-igem Alkohol getränkt ist, abreiben oder den Alkohol mit einem Sprühfläschchen aufsprühen und 3 Minuten einwirken lassen. Desinfizieren Sie auch die Kunststoffdichtungen der Deckel!
- Nach der Herstellung reinigen Sie die Arbeitsutensilien mit trockenem Haushaltpapier, danach waschen Sie sie mit einem milden Spülmittel.

**Die Wahl der Rohstoffe.** Wählen Sie möglichst lange haltbare Rohstoffe wie:
- Bienenwachs und Kakaobutter
- Jojobaöl
- Ätherische Öle mit keimhemmender Wirkung
- Hydrolate, die mit Wasserdampfdestillation gewonnen sind; Besonders das echte Rosenhydrolat ist erstaunlich gut haltbar
- Alkoholische Tinkturen
- Glycerin

**Die Wasserqualität**
- Am besten eignet sich gutes Quellwasser oder Mineralwasser ohne Gas in Glasflaschen.
- Hahnenwasser vor der Verwendung 2–5 Minuten sprudelnd kochen, abkühlen und mit Carbonfilter reinigen, um gleichzeitig Kalkmoleküle zurückzubehalten. Anschliessend können Sie das Wasser nach Wunsch «beleben», zum Beispiel mit einem Rosenquarz-, Amethyst- oder Kristallstein.
- Die Wasserphase bei der Herstellung bis 70°C erwärmen, so werden die meisten Keime zerstört. Dies entdeckte Louis Pasteur; deshalb nennt man diesen Vorgang «pasteurisieren».

**Die Aufbewahrung**
- Stellen Sie nur kleine Mengen her und wählen Sie kleine Töpfe, 10–30 ml, aus Glas oder recyclierbarem Kunststoff.
- Töpfe bis zum Gebrauch ungeöffnet im Kühlschrank aufbewahren. Geöffnete Cremetöpfe innerhalb eines Monats aufbrauchen. Nicht an feuchten, warmen Orten aufbewahren.
- Ein kleiner Plastikspatel zum Entnehmen der Creme und sauber gewaschene Hände vermindern das Einschleppen von Keimen. Jedes Familienmitglied sollte seine eigene Creme verwenden.
- Um Frischkosmetik auf Vorrat herzustellen, bietet sich das Gefrieren an.

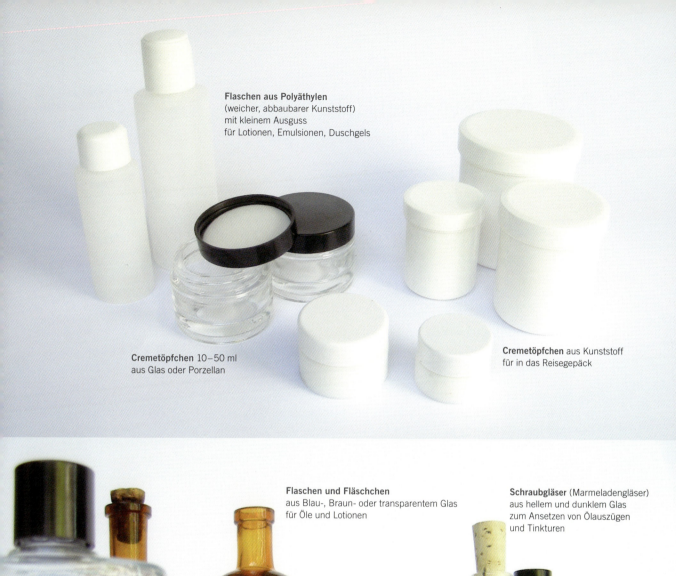

**Flaschen aus Polyäthylen**
(weicher, abbaubarer Kunststoff)
mit kleinem Ausguss
für Lotionen, Emulsionen, Duschgels

**Cremetöpfchen** 10–50 ml
aus Glas oder Porzellan

**Cremetöpfchen** aus Kunststoff
für in das Reisegepäck

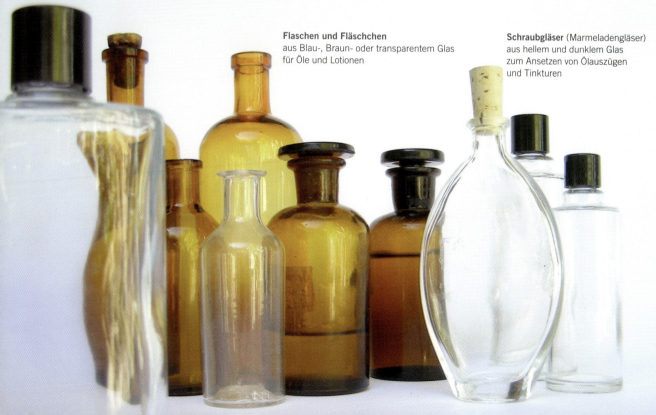

**Flaschen und Fläschchen**
aus Blau-, Braun- oder transparentem Glas
für Öle und Lotionen

**Schraubgläser** (Marmeladengläser)
aus hellem und dunklem Glas
zum Ansetzen von Ölauszügen
und Tinkturen

# Die Konservierung

Grundsätzlich ist es möglich, Kosmetik für den Hausgebrauch ohne Konservierungsmittel herzustellen. Diese wird als «Frischkosmetik» bezeichnet. Viele dieser Produkte sind für den Sofortgebrauch gedacht oder nur ein paar Tage haltbar. Andere sind aus unverderblichen Rohstoffen hergestellt und problemloser haltbar. Je nach Wasserqualität können wasserhaltige Produkte aber ziemlich schnell verderben. Damit Emulsionen, Duschgels und Shampoos länger haltbar sind, ist eine sanfte Konservierung möglich.

Konservierungsmittel sind bakterien-, hefe- und pilztötende oder -hemmende Substanzen, die der Haltbarmachung von kosmetischen Produkten dienen.

Bereits im ersten Buch erwähnte ich Benzylalkohol, Kaliumsorbat, Benzoe- und Sorbinsäure als natürliche Konservierungsmittel. Heute ist auch ein Kombinationsprodukt dieser Stoffe erhältlich. Eine weitere Möglichkeit bieten alkoholische Pflanzentinkturen.

**Alkohol** *Aethanol, Ethylalcohol, Weingeist*
Für die Konservierung von Industrie-Naturkosmetik wird oft ein hoher Anteil an Alkohol eingesetzt. In den Deklarationen findet man ihn meist an zweiter Stelle unter der Bezeichnung «Aqua». Für selbstgemachte Kosmetik ist es sinnvoll und zudem bereichernd, reinen Alkohol in Form von Pflanzentinkturen in die Produkte zu verarbeiten. Somit enthalten diese nebst Pflanzen-Ölauszügen auch die wässrig-alkoholischen Bestandteile der Pflanzen. Die austrocknende Wirkung von Alkohol verliert sich in der Kombination mit Pflanzenölen und -fetten.

10–15% reiner Alkohol (96%) auf die Wasserphase bezogen, wirkt wachstumshemmend auf Mikroorganismen. Bei 10%-igem Alkoholgehalt erreicht man eine Haltbarkeit von 6–8 Wochen, bei 15%-igem eine etwas längere. Da die Dichte von Alkohol geringer ist als diejenige des Wassers, müssen wir dies bei der Berechnung der Mengenverhältnisse berücksichtigen. Bei den Rezepten habe ich den Alkoholanteil zwischen 10–15% berechnet.

| Mischverhältnisse für Lösungen mit 10%igem Alkoholgehalt | | | | Runder Wert | |
|---|---|---|---|---|---|
| Gesamtmenge | vorhand. Alkohol | Anteil Alkohol | Anteil Wasser | Anteil Alkohol | Anteil Wasser |
| 10 g | 96% | 0,85 g | 9,15 g | 1 g | 9 g |
| 10 g | 70% | 1,24 g | 8,75 g | 1,5 g | 8,5 g |
| 10 g | 40% | 2,34 g | 7,66 g | 3 g | 7 g |
| Mischverhältnisse für Lösungen mit 15%igem Alkoholgehalt | | | | Runder Wert | |
| Gesamtmenge | vorhand. Alkohol | Anteil Alkohol | Anteil Wasser | Anteil Alkohol | Anteil Wasser |
| 10 g | 96% | 1,29 g | 8,71 g | 1,5 g | 8,5 g |
| 10 g | 70% | 1,89 g | 8,11 g | 2 g | 8 g |
| 10 g | 40% | 3,54 g | 6,45 g | 3,5 g | 6,5 g |

Niedrig-prozentige Tinkturen können Sie direkt zur Wasserphase geben. Dabei ist es wichtig, die Wasserphase mit Folie abzudecken und nur kurz zu erwärmen, damit der Alkohol nicht verdunstet.
*70 oder 96%iger Alkohol oder Pflanzentinktur in das auf unter 40°C abgekühlte Produkt unter Rühren beifügen, nochmals kurz emulgieren.*

Für eine längere Haltbarkeit, z.B. in der Sommerzeit und bei Verwendung von Teeaufgüssen, ist es sinnvoll, Alkohol mit anderen Konservierungsstoffen wie Kaliumsorbat oder dem Kombinationsprodukt Rokonsal zu kombinieren. Diese naturidentischen Konservierungsstoffe kommen ursprünglich in der Natur in Pflanzen vor. Heute werden sie im Labor nachgebaut.

**Benzylalkohol** *Benzyl Alcohol auch Phenylmethanol genannt*
ist ein aromatischer Alkohol mit Bittermandel-Duft, der in der Natur in duftenden Blüten wie Ylang Ylang, Jasmin, Tuberose und Goldlack vorkommt. Der Duftstoff wirkt gegen Schimmelpilze, Hefen und Bakterien. *Dosierung: 1–2 Tr. pro 10 g Gesamtprodukt für eine Haltbarkeit von ca. 6–12 Wochen.*

**Benzoesäure** *Benzoe Acid*
stammt aus dem Harz des asiatischen Benzoebaumes (Styrax tokinensis). Das Salz der Benzoesäure (Sodium Benzoate) wird als Konservierungsstoff gegen Schimmelpilze und Bakterien für Kosmetik und Lebensmittel eingesetzt. Es entfaltet seine Wirkung vor allem in der Fettphase in saurem Milieu (pH unter 5,5). Im Handel wird es vor allem in Kombinationsprodukten angeboten.

**Sorbinsäure** *Sorbic Acid*
kommt natürlich in der Eberesche (Sorbus aucuparia) vor und hemmt das Vermehren von Hefen und Pilzen. Auch die Sorbinsäure wandert in die Fettphase und entfaltet die Wirkung nur im sauren Milieu. Sie wird in Produkten meist als Salz, das heisst als Kaliumsorbat eingesetzt.

**Kaliumsorbat** *Kalium Sorbate*
entsteht aus dem Salz der Sorbinsäure. Es wird als gut wasserlösliches Granulat oder als 20%-ige Lösung angeboten. Kaliumsorbat sowie Sorbinsäure sind auch für die Lebensmittel-Konservierung zugelassen (E 202) und gelten als gut verträglich. Sie wirken im sauren Bereich gegen Hefen und Schimmelpilze, nicht aber gegen Bakterien. *Dosierung: Granulat 0,2 g pro 100 g Wasserphase / Lösung; 2 Tr. pro 10 g Gesamtprodukt für eine Haltbarkeit von ca. 3 Monaten*

**Rokonsal** *Qualität für Naturkosmetik Benzyl Alcohol, Benzoic Acid, Sorbic Acid*
ist eine Kombination der oben beschriebenen Stoffe, die in Glycerin gelöst sind. Sie ist, ebenfalls im sauren Bereich (pH 5) gegen Hefen, Schimmelpilze und Bakterien (grampositive und gramnegative) wirksam. *Dosierung: 1–2 Tr. pro 10 g Gesamtprodukt für eine Haltbarkeit von 3–6 Monaten.*

Alle diese Konservierungsstoffe entfalten ihre Wirkungen nur im sauren Milieu, das heisst, der pH-Wert sollte unter 5,5 eingestellt sein. Messen Sie nach der Herstellung und Konservierung des Produktes den pH-Wert mit einem pH-Indikatorpapier: Der Papierstreifen wird in das fertige Produkt getaucht oder damit bestrichen. Je nach pH-Wert zeigt sich eine entsprechende Farbe, die mit einer Skala verglichen wird. Durch sorgfältiges Zufügen von **Milch- oder Zitronensäure** in flüssiger Form erreichen Sie das gewünschte Resultat. Unsere Haut ist durch den Säureschutzmantel leicht sauer und der pH-Wert von 5 ist ideal.

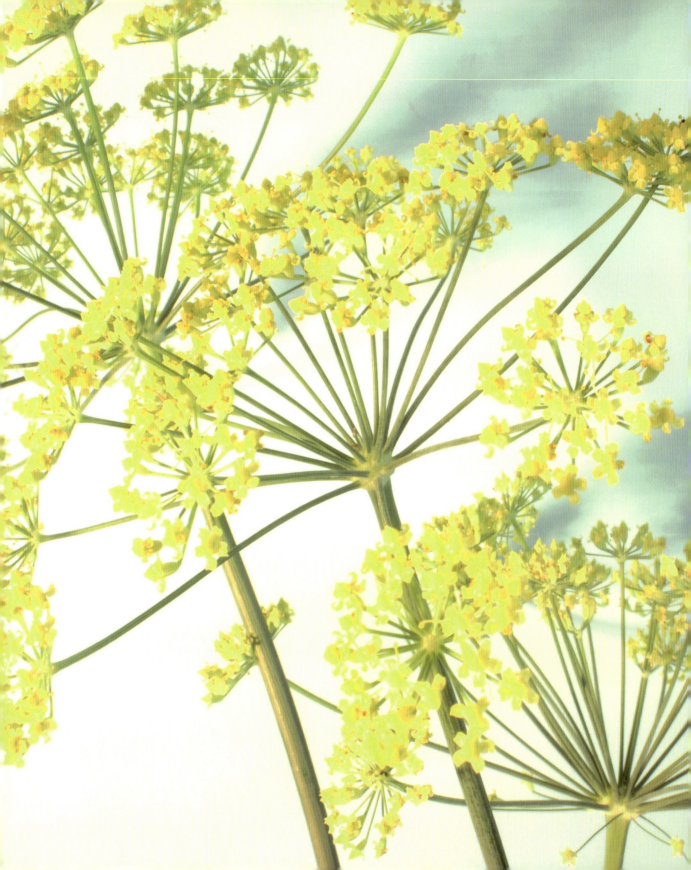

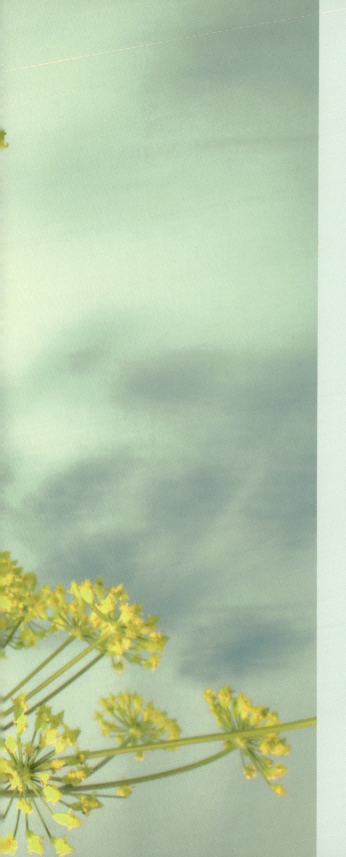

# Kräuterauszüge

# Wässrige Auszüge

### Aufguss *Infus*
Mit aromatischen Pflanzen, Blüten und Blättern kann ein Aufguss (Tee) zubereitet werden:

- *1 TL getrocknete oder 1 EL frische Kräuter*
  *mit einer Tasse (ca. 200 ml) heissem oder kochendem Wasser übergiessen*
- *3–10 Minuten zugedeckt ziehen lassen und abseihen*
  *Die ätherischen Öle und weitere Wirkstoffe werden dadurch aus den Pflanzen gelöst.*

### Kaltwasserauszug *Mazerat*
Der Auszug mit kaltem Wasser eignet sich für schleimhaltige Pflanzen wie zum Beispiel Quittensamen, Malve, Spitzwegerich oder Eibisch.

- *1 TL Pflanzenteile mit 1 Tasse kaltem Wasser übergiessen*
- *Bei Raumtemperatur am besten über Nacht stehen lassen*
- *Abfiltrieren*

### Absud, Abkochung *Dekokt*
Aus Wurzeln, harten Blättern, Stängeln oder Rinden lösen wir die Wirkstoffe durch Kochen.

- *1 TL mit dem Mörser angequetschte Pflanzenteile mit kaltem Wasser aufsetzen*
- *Aufkochen und 5–15 Minuten leicht köcheln lassen*
- *Anschliessend filtrieren*

### Espresso-«Hydrolat»
Auf einfache Weise lassen sich für den Sofort-Gebrauch aromatische Wässer selbst zubereiten:

- *Gutes Wasser (am besten ist reines Quellwasser) in den unteren Teil einer*
  *Inox-Espresso-Maschine giessen*
- *Das Sieb anstelle von Kaffee mit Pflanzen nach Wunsch füllen*
  *Vor allem duftende Lippenblütler wie Lavendel, Rosmarin, Thymian, aufgeschlitzte Vanillestangen oder auch leicht angetrockneter Waldmeister ergeben wunderbar duftende Wässer.*
  *Eine Zugabe von 5–10% Alkohol 96% kann die Haltbarkeit verlängern.*

*Echte Hydrolate können mit Destillen hergestellt werden. Bezugsquellen siehe Anhang Seite 202*

# Tinkturen

Beim Basler Arzt Paracelsus und seinen Zeitgenossen begegnen wir dem Ausdruck «Tinktur» zum ersten Mal. Er wurde aus dem lateinischen «tingere» = färben abgeleitet.

**Tinkturen sind Pflanzenzubereitungen (Auszüge) auf Alkoholbasis und Wasser.** Anstelle von Wasser können auch Hydrolate eingesetzt werden. Durch den Alkohol wird ein breites Spektrum an Wirkstoffen aus den Pflanzen herausgelöst. Der Wasseranteil im Alkohol hilft, die Zellwände der Pflanzen aufzuquellen und die Wirkstoffe besser zu lösen.

Die Alkoholkonzentration kann der Pflanzenart angepasst werden:

Blüten und Blätter: 30–50% vol. Alkohol
Wurzeln, verholzte Teile: 50–70% vol. Alkohol
Harze: 80–95% vol. Alkohol

Ursel Bühring empfiehlt in ihrem Buch «Alles über Heilpflanzen» folgende optimale Alkohol-Konzentrationen für die verschiedenen Pflanzen-Wirkstoffe:

Schleimstoffe, Saponine: 20–35% vol. Alkohol
Flavonoide, Cumarine, Gerbstoffe, Bitterstoffe: 35–60% vol. Alkohol
Ätherische Öle: 70% vol. Alkohol

Für die Herstellung kosmetischer Produkte und für die Hausapotheke eignen sich geschmacksneutraler Alkohol, z.B. Wodka, Korn oder Weinbrand.

Reiner, unvergällter Alkohol (Äthanol) ohne Zusatz ist in Apotheken oder Drogerien erhältlich.

Alkohol mit 0,1% Kampfer vergällt (ungeniessbar gemacht) eignet sich nur für die äusserliche Anwendung.

**Um eine Tinktur mit einer gewünschten Alkoholkonzentration herzustellen, müssen Sie das Mischverhältnis von Alkohol und Wasser berechnen.**

Gehen Sie dazu wie folgt vor:

*Subtrahieren Sie die gewünschte Konzentration von der Alkoholkonzentration um die Teile Wasser zu bestimmen.*

| | Vorhandener Alkohol | Gewünschte Konzentration | Berechnung | Mischverhältnis Teile Alkohol | Teile Wasser |
|---|---|---|---|---|---|
| Beispiel 1 | 96% | 70% | 96–70 = 26 | 70 | 26 |
| Beispiel 2 | 70% | 40% | 70–40 = 30 | 40 | 30 |

Tinkturen können als Bestandteil oder Zusatz von Salben, Balsamen, Cremes und sanften Heilmitteln weiter verarbeitet werden. Der Zusatz von 12–15 % Alkohol in die Wasserphase gegeben, gewährt eine längere Haltbarkeit für Emulsionen. *Seite 20*

Bei niedriger-prozentigem Alkohol braucht es entsprechend mehr Tinktur. Dementsprechend wird der Anteil der Wasserphase verringert.

Sowohl mit Pflanzenauszügen als auch mit Tinkturen können wir gezielte Wirkungen auf der Haut erreichen. Je nach Pflanzenart wirken Tinkturen tonisierend, entzündungshemmend, durchblutend oder hautregenerierend. Für gesunde Haut ist der Alkohol, der ja auch sehr schnell verdunstet, gut verträglich und trocknet die Haut nicht aus.

Tinkturen dürfen auch anstelle von Tee (z.B. auf Reisen) oder als Zusatz zum Tee oder mit Fruchtsäften eingenommen werden. Achtung: Nicht für Leberkranke und Alkoholiker; für Kinder nur sehr gering dosieren!

Normalerweise heisst die Dosierung für Tinkturen 3 x täglich 15–25 Tropfen. Ich ziehe aber eine sanftere Dosierung vor, 3–5 Tropfen, die je nach Bedarf steigerbar ist.

Sehr positiv ist die lange Haltbarkeit der Tinkturen. Allerdings empfehle ich den Verbrauch innerhalb eines Jahres. Nach dieser Zeit bauen sich die Wirkstoffe durch Oxidationsprozesse ab.

### Die Herstellung von Tinkturen

Für Tinkturen verwende ich am liebsten die frischen Pflanzen der Jahreszeit. Je nach Situation dürfen es aber auch schonend getrocknete Pflanzen sein.

- *Schneiden Sie das Pflanzenmaterial mit einem scharfen Keramikmesser auf einem Holzbrett klein. Damit die Pflanzensäfte noch besser gelöst werden, dürfen die Pflanzen in einem Mörser mit dem Pistill zerstossen oder angequetscht werden.*

- *Füllen Sie die Pflanzen in ein Braun- oder Weissglas mit weiter Öffnung und Schraubverschluss und giessen Sie sie mit dem Alkohol-Wasser-Gemisch in der gewünschten Konzentration auf (1 Teil Pflanzenmaterial, 5 Teile Alkohol).*

- *Jetzt wird das Gefäss bei Raumtemperatur etwa 2–5 Wochen stehen gelassen. Ob dies an einem hellen oder eher dunklen Platz ist, bleibt Ihrer Intuition überlassen. Hier unterscheiden sich die verschiedenen Ansichten. Ich setze das Glas mit der Tinktur nicht der Sonne aus und ziehe eher schattige Plätze vor. Meiner Erfahrung nach duften auf diese Weise die Tinkturen sehr aromatisch und werden nicht zersetzt. Tägliches Schütteln ist sehr empfehlenswert.*

- *Filtrieren Sie die Tinktur durch Filterpapier oder durch ein Sieb, das mit einem Baumwoll-Gazetuch ausgelegt wurde.*

- *Füllen Sie die fertige Tinktur in dunkle Tropf- oder Pipettenflaschen ab und beschriften Sie diese mit dem Namen der Pflanze, der Alkoholkonzentration und dem Herstellungsdatum.*

# Herstellen

### Glycerin-Tinktur

Auf die gleiche Weise wie auf *Seite 26* beschrieben lassen sich Tinkturen mit pflanzlichem Glycerin herstellen.

Im Handel ist 85%-iges Glycerin erhältlich, das ich zur besten Haltbarkeit in dieser Konzentration verwende. Die Glycerin-Tinktur kann mit frischen oder getrockneten Pflanzen hergestellt werden.

Für den innerlichen Gebrauch sind Tinkturen mit dem leicht süsslich schmeckenden Glycerin eine gute Alternative zu Alkohol bei Unverträglichkeit.

*Ein Zusatz von 1–5% Glycerin zur Wasserphase in Emulsionen (Cremes, Milchen) oder Duschgels und Shampoos wirkt feuchtigkeitsspendend.*

### Kräuteressig

**500 ml guter Apfel- oder Weissweinessig**

**Eine Handvoll frischer oder getrockneter Kräuter**

**Nach Wunsch ätherische Öle**
je nach Pflanzenart, in wenig Alkohol gelöst

Kosmetisch kann Kräuteressig verdünnt mit Wasser für Haarspülungen oder für die Körperpflege nach dem Duschen oder Baden verwendet werden. Auch anstelle von Tinkturen wird Kräuteressig eingesetzt.

Und natürlich ist ein aromatisch duftender Essig eine wunderbare Zutat für köstliche Salate!

*Die Pflanzenteile in ein Glas mit weiter Öffnung geben und mit dem Essig übergiessen*

*Das gut verschlossene Gefäss etwa zwei Wochen an einem warmen Platz, jedoch nicht an der prallen Sonne, ruhen lassen*

*Ab und zu schütteln, um das Ausziehen der Wirkstoffe zu unterstützen*

*Nach dieser Zeit wird der Kräuteressig durch Kaffeefilterpapier abgeseiht; pressen Sie dabei den Rückstand gut aus.*

*Evtl. mit ca. 20 Tr. ätherischen Ölen ergänzen und in dunkle Flaschen abfüllen*

# Pflanzenölauszüge

**Ölauszüge sind die fettlöslichen Auszüge der Pflanzen.** Ich verwende dazu die getrockneten Pflanzen oder Pflanzenteile von Blüten, Blättern, dem ganzen Kraut oder die Wurzeln.

Beim Trocknen wird der Pflanze Wasser entzogen; deshalb entsteht beim Auszug kein oder nur ein ganz geringer Wasseraustritt in das Öl. Die Bildung von Schimmelpilz kann dadurch verhindert werden und die Haltbarkeit der Ölauszüge verbessert sich erheblich.

Während einer längeren regenfreien Periode dürfen zarte Blütenblätter wie Kornblumen, Ringelblumen ohne Körbchen, Gänseblümchen, Kamillen- oder Rosenblüten auch frisch ins Öl gelegt werden. Frischpflanzen-Ölauszüge sollten aber möglichst bald weiter verarbeitet und innerhalb kurzer Zeit aufgebraucht werden (innert etwa eines Monats).

Einige Pflanzen, z.B. das Johanniskraut, müssen frisch zubereitet werden, damit die Wirkstoffe – vor allem Hypericin und Hyperforin – gelöst werden können. Dazu darf es auch mit einem Mörser angequetscht werden.

Wenn Sie Olivenöl für Ihren Auszug verwenden, erhalten Sie ein Heilöl, das eine besonders tiefe Wirkung hat. Für kosmetische Produkte ziehe ich oft ein leichteres Öl vor. Besonders gut eignen sich Mandel-, Sesam-, Sonnenblumen- oder Jojobaöl. *Siehe auch «Pflanzenöle» ab Seite 31*

Ölauszüge, mit ätherischen Ölen beduftet, können als Hautpflege- oder Massageöle verwendet werden. Faustregel: Pro 10 ml Ölauszug 1–2 Tropfen ätherisches Öl.

Auch in Salben, Balsamen oder Cremes sind sie eine wunderbare und ganzheitliche Bereicherung der Produkte.

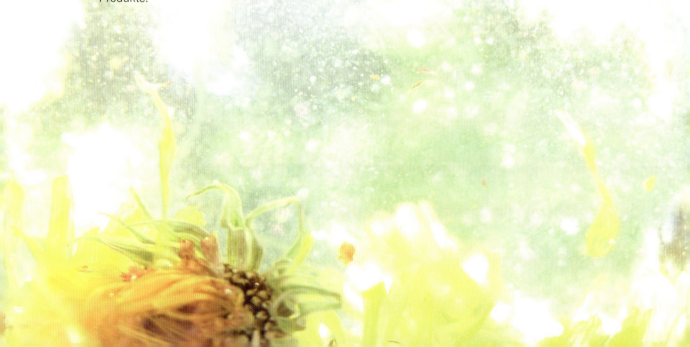

# Herstellen

### Ölauszüge

10–30 g getrocknete oder über Nacht angewelkte Heilpflanzen

Bei leichten Pflanzenteilen wie Blüten genügen etwa 10 g, bei schwereren Teilen wie Wurzeln und Samen dürfen es 30 g sein.

200 ml Öl

*Es ist wichtig, dass die Kräuter vollständig mit Öl bedeckt sind und das Gefäss ganz voll ist. Wenn Pflanzenteile mit Luft in Berührung kommen, beginnen sie zu schimmeln!*

Kühl und vor Licht geschützt etwa 1 Jahr haltbar

In ein helles Konfitürenglas von ca. 250 ml Inhalt einfüllen.

*Die Pflanzen müssen sich frei bewegen können.*

Die Pflanzen mit dem Öl übergiessen.

Das gut verschlossene Gefäss an einen warmen Platz im Haus oder im Sommer direkt an die Sonne stellen. Den entstehenden Ölauszug gelegentlich gut durchschütteln.

Nach 3–5 Wochen das Öl durch ein Baumwoll-Gazetuch oder ein Filterpapier klar filtrieren; das Öl evtl. im Wasserbad sanft erwärmen. Dadurch kann das Öl besser durch das Filterpapier fliessen.

Die Ölauszüge in dunkle, gut verschliessbare Glasflaschen abfüllen und mit dem Namen der Pflanze und dem Abfülldatum etikettieren.

### Der schnelle warme Ölauszug

Mit diesem Verfahren können alle frischen, wasserhaltigen Pflanzen oder auch Wurzeln wie Beinwell, Rinden oder Hölzer ausgezogen werden. Beim Simmern verdunstet das Wasser, dadurch verringert sich die Gefahr der Schimmelpilzbildung.

1 Teil klein geschnittene Pflanzenteile

In ein feuerfestes Glasgefäss geben
Mit 10 Teilen Pflanzenöl auffüllen

Ins Wasserbad stellen: Das Gefäss muss bis zur Hälfte in einer Pfanne mit Wasser stehen

$1/2$–3 Stunden bei 40–50 °C ziehen lassen

Anschliessend filtrieren wie oben beschrieben

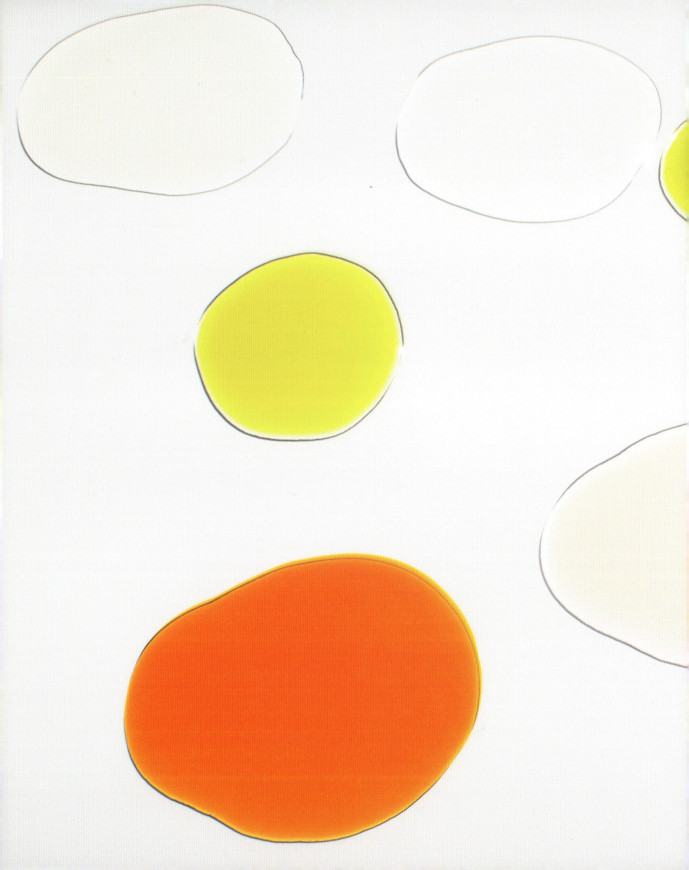

# Pflanzenöle

Zum Einstieg in meine Basiskurse stelle ich jeweils viele Schälchen mit verschiedenen Pflanzenölen auf und lasse die TeilnehmerInnen diese testen und sich darüber austauschen. Immer wieder wird festgestellt: So vielfältig sind Öle!

Jedes Öl ist individuell in seiner Zusammensetzung – obwohl es Gemeinsamkeiten gibt. Pflanzenöle sind kostbare Nahrungs- und Heilmittel und für die Hautpflege von innen wie aussen sehr wertvoll. Sie bilden eine wichtige Basis für viele natürliche Kosmetikprodukte.

# Chemische Zusammensetzung

**Die chemische Zusammensetzung der Pflanzenöle**
1 Glycerinmolekül und 3 Fettsäuremoleküle = Triglycerid

**Die Fettsäuren werden unterteilt in**

Gesättigte Fettsäuren
z.B. Palmitin-, Laurin- und Myristinsäure; z.B. in Kokosfett und Sheabutter. Chemisch gesehen sind sie reaktionsträge und gehen kaum Verbindungen ein, das heisst, sie verbinden sich nicht schnell mit anderen Molekülen. Sie ziehen aber gut in die Haut ein und wirken schützend und pflegend.

Ungesättigte (essentielle) Fettsäuren
sind sehr reaktionsfreudig; je ungesättigter (je mehr Doppelbindungen eine Fettsäure hat), umso schneller reagieren sie mit anderen Molekülen.

Einfach ungesättigte Fettsäuren (mit einer Doppelbindung)
z.B. Ölsäure (Omega-9-Fettsäure), Raps- oder Mandelöl. Sie ziehen langsam aber tief in die Haut ein und wirken sehr pflegend.

Zweifach ungesättigte Fettsäuren (mit zwei Doppelbindungen)
z.B. Linolsäure (Omega-6-Fettsäure), Traubenkernöl. Sie werden von der Haut schnell aufgenommen, stärken das Immunsystem und wirken hautregenerierend.

Dreifach oder mehrfach ungesättigte Fettsäuren (mit drei Doppelbindungen)
z.B. Alpha- Linolensäure, Gamma-Linolensäure (Omega-3-Fettsäure), Nachtkerzenöl. Sie sind sehr reaktionsfähig und regen den Stoffwechsel an, wirken zellregenerierend und entzündungshemmend.

**Die nachfolgende Einteilung der Öle ist eine Orientierungshilfe für die Praxis**

**Nicht trocknende Öle.** Dies sind Öle mit einem hohen Ölsäuregehalt und etwa 20% Linol- und Linolensäure. Sie eignen sich gut als pflegende, schützende Massageöle. Auf der Haut bleibt ein leicht fettiger Schutzfilm. Olivenöl, Avocadoöl, Mandelöl.

**Halb trocknende Öle.** Der Ölsäuregehalt ist niedriger, der Anteil von Linol- und Linolensäure beträgt etwa 50%. Das Hautgefühl ist weder fettig, noch trocken. Sesamöl, Sonnenblumenöl.

**Trocknende Öle.** Enthalten viel Linol- und Linolensäure. Sie reagieren an der Luft sehr schnell mit Sauerstoff (= oxidieren); es bildet sich ein «trockener Film» auf der Haut, der diese aber nicht austrocknet. Diese Öle beeinflussen durch das schnelle Einziehen den Zellstoffwechsel. Auch trockene Haut wird dadurch sehr geschmeidig. Traubenkernöl, Sanddornöl, Wildrosenöl, Nachtkerzenöl.

**Fettbegleitstoffe**

Diese Stoffe sind als wertvolle, unverseifbare Begleiter oft nur in winzigen Anteilen in nativen (unraffinierten) Pflanzenölen enthalten und werden immer mehr erforscht. Sie unterstützen die hautregenerierenden Wirkungen der Fettsäuren. Von der Haut werden sie sehr gut und tief aufgenommen und helfen, die Feuchtigkeit zu binden.

**Phytosterole**
Sie binden die Hautfeuchtigkeit und erhalten die Haut geschmeidig. Sie wirken reizlindernd und entzündungshemmend.

**Carotionoide (Provitamin A) und Flavonoide (Pflanzenfarbstoffe)**
Sie wirken hautregenerierend und regulierend auf den Verhornungsprozess.

**Lecithin (Phospholipide)**
Sie spenden Feuchtigkeit und wirken rückfettend.

**Tocopherole (Vitamin E)**
Sie sind ein wichiges Zellschutzmittel; sie binden freie Radikale und machen sie unschädlich.

**Squalan**
Squalan ist ein Bestandteil des Fett-Feuchtigkeitsfilms der Haut und bietet natürlichen Schutz vor UV-Strahlen.

**Aromastoffe und Spurenelemente**
Sie wirken hautregenerierend und entzündungshemmend.

Um die Auswahl für die Verwendung und Verarbeitung in Produkten zu erleichtern, habe ich die Pflanzenöle in verschiedene Gruppen eingeteilt. Diese Einteilung beruht auf persönlichen Erfahrungen und kann individuell betrachtet werden. Die Bezeichnungen «leicht, mittelschwer, und reichhaltig» beziehen sich auf ihre Konsistenz in Salben, Balsamen und Cremes. Somit können Sie für leichte Produkte Öle aus den ersten zwei Gruppen auswählen, für reichhaltigere aus der dritten Gruppe. Die «Besonderen Kostbarkeiten» werden meistens am Schluss in das fertige Produkt eingerührt.

Pflanzenöle in dunklen Glasflaschen lichtgeschützt und kühl aufbewahren.

Weiterführende Literatur: **«Pflanzenöle»**, Ruth von Braunschweig, Stadelmann Verlag, 2007

# Leichte Pflanzenöle

Diese leichten Pflanzenöle ziehen gut in die Haut ein und bilden keinen Fettfilm. Sie können zu leicht fliessenden Salben, Balsamen und Cremes verarbeitet werden.

**Jojobaöl** *Buxus chinensis oder Simmondsia chinensis*
Buxaceae, Buchsbaumgewächse

*Einfach ungesättigte Fettsäure: ca. 7% Ölsäure*
*Enthält vor allem Wachse*
*Fettbegleitstoff: Vor allem Vitamin E*

*Öltyp: Nicht trocknend*
*Haltbarkeit: Sehr lange, mindestens 30 Monate*

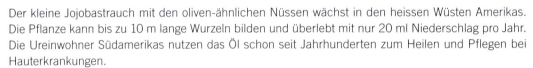

Der kleine Jojobastrauch mit den oliven-ähnlichen Nüssen wächst in den heissen Wüsten Amerikas. Die Pflanze kann bis zu 10 m lange Wurzeln bilden und überlebt mit nur 20 ml Niederschlag pro Jahr. Die Ureinwohner Südamerikas nutzen das Öl schon seit Jahrhunderten zum Heilen und Pflegen bei Hauterkrankungen.

Nicht zu Unrecht wird Jojobaöl als «das Gold in der Kosmetik» bezeichnet. Chemisch gesehen ist Jojobaöl kein Öl, sondern ein flüssiges Wachs. Bei etwa 8°C erstarrt es und wird bei Raumtemperatur wieder flüssig. Es kann Emulsionen stabilisieren, wird als Ersatz für Walrat gebraucht und ist sehr hitzestabil (bis 300°C). Jojobaöl enthält einen natürlichen UV-Schutz. Es dringt gut und tief in die Haut ein. Sowohl reife, trockene Haut wie auch fette und Akne-Haut profitieren von der befeuchtenden Wirkung. Auf der Haut fühlt das Wachs sich nicht fettig an. Es «kriecht» (spreitet) nicht und eignet sich gut für Augenkosmetika. Jojobaöl wird nicht ranzig, ist beständig gegen Bakterien und kann die Haltbarkeit von weniger stabilen Ölen verlängern.

**Kokosöl, Kokosfett** *Cocos nucifera*
Arecaceae, Palmengewächse

*Gesättigte Fettsäuren: ca. 48% Laurinsäure, 18% Myristinsäure, 9% Palmitinsäure, 8% Caprylsäure*
*Einfach ungesättigte Fettsäure: ca. 4% Ölsäure*
*Zweifach ungesättigte Fettsäure: ca. 2% Linolsäure*

*Öltyp: Nicht trocknend*
*Haltbarkeit: Im Kühlschrank bis 2 Jahre*

Kokosfett wird aus den Früchten der Kokospalme gewonnen. Bei 24°C schmilzt es und wird deshalb in seiner Heimat, den tropischen Ländern, Kokosöl genannt.

Unraffiniertes Kokosöl ist ein wunderbar zartes, leicht kühlendes Hautpflegemittel. Die kleinen Fettmoleküle dringen schnell in die Haut, ohne einen Fettglanz zu hinterlassen. Eine wahre Entdeckung ist das durch sehr schonende Gewinnung duftende Kokosfett!

Kokosöl hat eine spreitende Wirkung, verteilt sich also gut. Cremes und Körperbutter schenkt es einen schönen Schmelzeffekt. Das klassische Schönheitsmittel aus Asien wird auch gerne in Haut- und Haarpflegemitteln mit glättender, rückfettender Wirkung und für die Babymassage verwendet. In der ayurvedischen Heilkunst wird es zur Entgiftung von Haut und Haarboden und als Schutz vor Sonneneinwirkung gebraucht.

### Sonnenblumenöl *Helianthus annuus*
Asteraceae, Korbblütler

*Einfach ungesättige Fettsäure: ca. 23% Ölsäure*
*Zweifach ungesättigte Fettsäure: ca. 66% Linolsäure*
*Gesättigte Fettsäure: 11% Palmitinsäure*
*Fettbegleitstoffe: Bis 1,5%, viel Vitamin E, Lecithin, Phytosterole, Karotin*

*Öltyp: Halb trocknend*
*Haltbarkeit: ca. 6 Monate*

Die ursprünglich aus Mexiko stammende Sonnenblume ist seit dem 16. Jahrhundert auch bei uns heimisch. Diese wunderschöne Blume wendet ihren Kopf stets zur Sonne, als wollte sie möglichst alle Sonnenstrahlen einfangen.

Durch den hohen Gehalt an Vitamin E ist sie ein wichtiges Zellschutzmittel und kann die Haut vor aggressiven chemischen Verbindungen schützen (freie Radikale). Sonnenblumenöl ist reich an ungesättigten Fettsäuren und hat deshalb eine hohe Oxidationsempfindlichkeit. 1:1 mit Jojobaöl gemischt wird die Haltbarkeit bis zu einem Jahr erhöht. Dieses milde Öl eignet sich gut für normale und trockene Haut in Badeölen und Reinigungsmilchen.

### Traubenkernöl *Vitis vinifera*
Vitaceae, Weinrebengewächse

*Einfach ungesättigte Fettsäure: ca. 16% Ölsäure*
*Zweifach ungesättigte Fettsäure: ca. 70% Linolsäure*
*Gesättigte Fettsäure: ca. 10% Palmitinsäure*
*Fettbegleitstoffe: Polyphenole (Procyanidin) Flavonoide, Vitamin E, Lecithin*

*Öltyp: Halb trocknend*
*Haltbarkeit: Mindestens 1 Jahr*

Aus den sehr harten Kernen der Weintraube wird dieses leichte, grüne, tresterartig duftende Öl gewonnen. Dank Procyanidinen (Polyphenole) wird Traubenkernöl nicht schnell ranzig und wirkt speziell gut gegen freie Radikale.

Für die Pflege fettiger, unreiner oder Mischhaut eignet sich Traubenkernöl besonders gut. In Kombination mit Sheabutter oder anderen reichhaltigen Pflanzenölen, ist Traubenkernöl durch die zellerneuernde Wirkung auch eine Wohltat für reife, trockene Haut. Dieses Öl kann als besondere Kostbarkeit betrachtet werden. Das raffinierte Traubenkernöl ist im Gegensatz zu kaltgepresstem Öl geruch- und fast farblos. Es wird mit Lösungsmitteln (Hexan) gewonnen; dadurch ergibt sich eine viel grössere Ausbeute. Dies erklärt auch den grossen Preisunterschied.

# Mittelschwere Pflanzenöle

Aus mittelschweren Pflanzenölen entstehen Produkte mit sehr angenehmer Konsistenz. Auf der Haut sind sie nicht zu fettig aber auch nicht zu leicht.

**Aprikosenkernöl** *Prunus armeniaca*
Rosaceae, Rosengewächse

*Einfach ungesättigte Fettsäure: ca. 65% Ölsäure*
*Zweifach ungesättigte Fettsäure: ca. 25% Linolsäure*
*Gesättigte Fettsäure: ca. 9% Palmitinsäure*
*Fettbegleitstoffe: Bis 2%, vor allem Vitamin E (Gamma-Tocopherol), Vitamin A und Mineralstoffe*

*Öltyp: Halb trocknend*
*Haltbarkeit: ca. 1 Jahr*

Der Aprikosenbaum stammt ursprünglich aus China, wird aber schon sehr lange in der Türkei und in Armenien kultiviert.

Das Aprikosenkernöl kann leicht nach Marzipan duften und ist in seiner Wirkung dem Mandel- oder Pfirsichkernöl ähnlich. Das leicht wärmende Öl wirkt feuchtigkeitsspendend und hautregenerierend, besonders für empfindliche, gereizte, rissige und trockene Haut.

**Haselnussöl** *Corylus avellana*
Betulaceae, Birkengewächse

*Einfach ungesättigte Fettsäure: ca. 78–90% Ölsäure*
*Zweifach ungesättigte Fettsäure: Bis 14% Linolsäure*
*Gesättigte Fettsäure: Bis 8% Myristinsäure*
*Fettbegleitstoffe: 0,5–0,7%, vor allem Vitamine und Aromastoffe*

*Öltyp: Nicht trocknend*
*Haltbarkeit: ca. 1 Jahr*

Der Haselnussstrauch ist eine einheimische Pionierpflanze, die uns die einzige europäische Nuss schenkt. Haselnussöl duftet wunderbar und ist ein delikates Hautpflegemittel für trockene und empfindliche Haut. Als Massageöl verwendet zieht es langsam aber gut in die Haut.

Vorsicht bei Nussallergien!

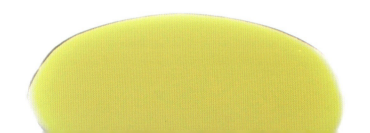

**Kakaobutter** *Theobroma cacao*
Sterculiaceae, Kakaobaumgewächse

*Einfach ungesättigte Fettsäure: 30–38% Ölsäure*
*Zweifach ungesättigte Fettsäure: Bis 4% Linolsäure*
*Gesättigte Fettsäuren: 55–68% Stearin-, Palmitinsäure bis 0,4%*
*Fettbegleitstoffe: Phytosterole*

*Öltyp: Nicht trocknend*
*Haltbarkeit: Bis 2 Jahre*

Dieses wunderbar nach Schokolade duftende Fett hat eine uralte Tradition. Bereits die Ureinwohner Südamerikas wussten Kakao als Nahrungs- und Genussmittel zu schätzen.

Das harte, spröde Fett wird bei der Herstellung von Kakao als Nebenprodukt gewonnen. Kakaobutter schmilzt bei ca. 35°C und sollte sehr schonend verarbeitet werden: Nicht über 40°C erhitzen und nicht zu stark abkühlen – sonst kann es zu Auskristallisierungen kommen.

Das Fett wird als Konsistenzgeber in Cremes und Balsamen für trockene Haut verwendet. Auch für Körperbutter und Badekonfekt, Vaginalzäpfchen und Lippenpflegestifte wird es dank seiner Härte und dem tiefen Schmelzpunkt gerne eingesetzt.

**Mandelöl** *Prunus amygdalus dulcis*
Rosaceae, Rosengewächse

*Einfach ungesättigte Fettsäure: ca. 70–80% Ölsäure*
*Zweifach ungesättigte Fettsäure: Bis 15–20% Linolsäure*
*Gesättigte Fettsäure: ca. 7% Palmitinsäure*
*Fettbegleitstoffe: 1–1,5%, vor allem Vitamin E (Alpha-Tocopherol) im Unterschied zu Aprikosenkernöl, das Gamma-Tocopherol enthält*

*Öltyp: Nicht trocknend*
*Haltbarkeit: ca. 1 Jahr*

In Asien wurde der Mandelbaum schon seit Jahrtausenden kultiviert. Er gedeiht heute auch rund um das Mittelmeer. Wie seine Blüten ist das süsse Mandelöl ein sehr sanftes, feuchtigkeitsspendendes Öl. Mandelöl ist der Klassiker der kostbarsten Öle in der Hautpflege. Durch den hohen Ölsäuregehalt (80%) entsteht ein schönes, weiches, nicht zu fettiges Hautgefühl.

Mandelöl wird von den meisten Menschen, von Babyhaut bis reifer alternder Haut gut vertragen und kann sehr tief in die Haut einziehen. Für die Naturkosmetik wird es gerne in Cremes und Massageölen eingesetzt.

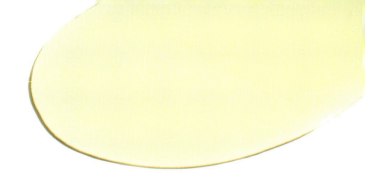

**Macadamianussöl** *Macadamia integrifolia*
Protaceae, Silberbaumgewächse

*Einfach ungesättigte Fettsäure: ca. 60% Ölsäure*
*Zweifach ungesättigte Fettsäure: ca. 25% Palmitoleinsäure*
*Gesättigte Fettsäure: ca. 15% Palmitinsäure*
*Fettbegleitstoffe: ca. 0,5%, vor allem Vitamine B, E, Provitamin A, Mineralstoffe*

*Öltyp: Nicht trocknend*
*Haltbarkeit: ca. 1 Jahr*

Die Macadamianuss wächst in Ost-Australien und wird auch als «Australische Haselnuss» bezeichnet. Wie die Mandel ist die Macadamia eine Steinfrucht und somit keine echte Nuss.

Die weiche «Nuss» ist sehr ölhaltig und nahrhaft. Das Öl hat auch einen hohen Gehalt an Palmitoleinsäure, die fast nur in tierischen Fetten (Nerzöl) vorkommt und mit den hauteigenen Fettsäuren grosse Ähnlichkeit hat.

Dieses fein nussig duftende Öl hat eine hautregenerierende Wirkung und macht die Haut weich und geschmeidig. Durch den hohen Vitaminanteil schenkt es der Haut Widerstandskraft und schützt vor Umwelteinflüssen. Es enthält auch einen natürlichen Lichtschutzfaktor. Macadaminussöl eignet sich gut für trockene, reife Haut.

**Rapsöl** *Brassicus narpus*
Kreuzblütler, Brassicaceae

*Einfach ungesättigte Fettsäure: ca. 60% Ölsäure*
*Zweifach ungesättigte Fettsäure: ca. 19% Linolsäure*
*dreifach ungesättigte Fettsäure: ca. 9% Alpha-Linolensäure*
*Gesättigte Fettsäure: ca. 13% Palmitinsäure*
*Fettbegleitstoffe: Bis 1,5%, Vitamin E, K, Provitamin A*

*Öltyp: Nicht trocknend*
*Haltbarkeit: Wird leicht ranzig, kühl gelagert knapp 1 Jahr*

Früher war Rapsöl ein «Billigöl». Seit einigen Jahren wird es nun auch kaltgepresst angeboten. Es wird weltweit angebaut und ist die bekannteste einheimische Ölpflanze. Rapsöl wird durch den ähnlich hohen Anteil an Ölsäure als Ersatz für Olivenöl angesehen.

Es stärkt und schützt unser Immunsystem, unterstützt die Hautfunktionen und entspannt irritierte und gereizte Haut.

# Schwere, reichhaltige Pflanzenöle

Intensiv pflegende Öle, die gehaltvolle Produkte von fester Konsistenz bieten. Mit Vorteil werden sie mit leichteren Ölen gemischt. Diese Öle sind reich an Ölsauren, Linolsäuren und Fettbegleitstoffen (Vitamine, Phenole, Lecithin).

**Avocadoöl** *Persea americana*
Lauraceae, Lorbeergewächse

*Einfach ungesättigte Fettsäure: ca. 60% Ölsäure*
*Zweifach ungesättigte Fettsäure: ca. 10% Linolsäure*
*Dreifach ungesättigte Fettsäure: ca. 6–10% Palmitoleinsäure*
*Gesättigte Fettsäure: ca. 15% Palmitinsäure*
*Fettbegleitstoffe: Bis 8%: Vitamin E, A, D, B1, B2, Phytosterole, Lecithin, Carotinoide*

*Öltyp: Nicht trocknend*
*Haltbarkeit: Mindestens 1 Jahr*

Der Avocadobaum wächst in den Tropen Mittel- und Südamerikas und ist eine Pflanze mit sehr langer Tradition. Das grüne Öl wird aus dem Fruchtfleisch kaltgepresst. Es hat einen sehr hohen Anteil an sogenannten unverseifbaren Fettbegleitstoffen (Vitamin E, A, D, Lecithin, Phytosterole) und die seltene Palmitoleinsäure.

Das naturbelassene, geruchsintensive Öl wird von trockener, rissiger Haut gut aufgenommen und dringt sehr tief ein. Es kann entzündungshemmend und juckreizlindernd wirken und wird bei Neurodermitis und zur Pflege von Narben eingesetzt. Da es sehr fettig ist, empfiehlt es sich, Avocadoöl mit leichteren Ölen wie Sonnenblumen- oder Mandelöl 1:3 zu mischen.

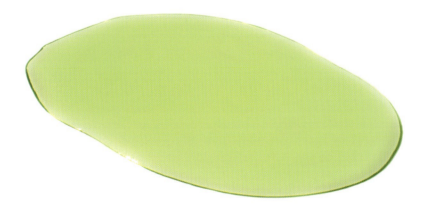

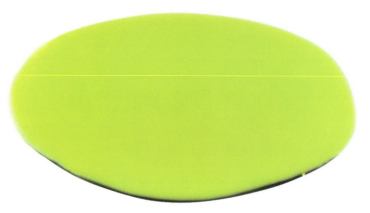

### Olivenöl *Olea europaea*
Oleaceae, Olivenbaumgewächse

*Einfach ungesättigte Fettsäure: ca. 75% Ölsäure*
*Zweifach ungesättigte Fettsäure: ca. 10% Linolsäure*
*Gesättigte Fettsäure: ca. 15% Palmitinsäure*
*Fettbegleitstoffe: 0,5–1,5%, Squalen, Phytosterole, phenolische Verbindungen, Vitamin E (Tocopherol)*

*Öltyp: Nicht trocknend*
*Haltbarkeit: Mindestens 1 Jahr*

Seit langen Zeiten ist der Ölbaum für die Mittelmeerbewohner ein heiliges Geschenk. Bereits in der Bibel wird er erwähnt und ist das Sinnbild für Frieden und Glück. Olivenöl ist auch aus unserer Küche nicht mehr weg zu denken und kann einen Hauch von südlicher Lebenslust in unseren Alltag bringen. «Natives Olivenöl extra», ist die höchste Qualität und hat einen sehr hohen Gehalt von einfach ungesättigten Fettsäuren. Es ist das klassische Öl für Heilpflanzen-Ölauszüge.

Das wärmende Olivenöl ist auch ein gutes Pflegeöl bei trockener, rissiger und schuppender Haut mit durchblutungsfördernder, entzündungshemmender Wirkung (z.B. bei schmerzenden Gelenken). Es ist gut geeignet für die Haar- und Nagelpflege. Für die Gesichtspflege ist es häufig zu fettig und zieht nur langsam in die Haut ein.

### Sesamöl *Sesamum indicum*
Pedaliaceae, Pedaliengewächse

*Einfach ungesättigte Fettsäure: ca. 42–50% Ölsäure*
*Zweifach ungesättigte Fettsäure: ca. 40% Linolsäure*
*Gesättigte Fettsäure: ca. 14% Palmitinsäure*
*Fettbegleitstoffe: Phytosterole, phenolische Verbindungen (Sesamol), Lignane (Sesamin, Sesamolin)*
*Lecithin, Vitamin E (Tocopherol), Kalzium*

*Öltyp: Halb trocknend*
*Haltbarkeit: Bis zu 1,5 Jahre*

Der einjährige Strauch mit den weiss-rosa, fingerhutähnlichen Blüten gehört vermutlich zu den ältesten Ölpflanzen. Ursprünglich stammt er wohl aus Afrika, wird aber seit langem auch in Indien, China und im Sudan angebaut.

Ungeröstetes, kaltgepresstes Sesamöl ist reich an Öl- und Linolsäure und dank Fettbegleitstoffen besonders stabil und gut haltbar. Vor allem in der ayurvedischen Heilkunst wird Sesamöl mit seiner durchblutenden, entgiftenden und hautregenerierenden Wirkung bei vielen Beschwerden eingesetzt. Dem Zauberspruch «Sesam öffne dich!» wird diese Pflanze tatsächlich gerecht. Das Öl öffnet alle Poren der Haut, um pflegende Substanzen einzuschleusen, aber auch um Gifte herauszulösen.

Sesamöl ist ein guter Träger für Blüten-Ölauszüge und hat einen natürlichen Sonnenschutzfaktor.

**Sheabutter, Beurre de Karité** *Vitellaria paradoxa, Butyrospermum parkii*
Sapotaceae, Sabotengewächse

*Einfach ungesättigte Fettsäure: ca. 50% Ölsäure*
*Zweifach gesättigte Fettsäure: ca. 5% Linolsäure*
*Gesättigte Fettsäuren: ca. 45% Stearin- und Palmitinsäure*
*Fettbegleitstoffe: 4–12% Unverseifbares, Triterpenalkohole, Tocopherole (Vitamin E) Vitamin A*

*Öltyp: Nicht trocknend*
*Haltbarkeit: Gut 2 Jahre*

Der Sheabutterbaum mit seinen walnussähnlichen Früchten wächst vor allem in der Sahelzone Afrikas. Aus dem Fruchtfleisch der Kerne wird durch Kaltpressung das Fett des Sheabutterbaumes gewonnen. Sheabutter wird traditionell von Frauen geerntet und verarbeitet und hat eine wichtige Bedeutung als Nahrungs- und Pflegemittel.

Durch den sehr hohen Anteil an Fettbegleitstoffen und unverseifbaren Bestandteilen ist Sheabutter ein wunderbarer, konsistenzgebender Zusatz in Balsamen, Emulsionen und Seifen. Sheabutter wirkt sehr hautpflegend, schützend und glättend bei rauer, trockener und strapazierter Haut.

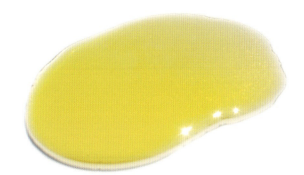

**Weizenkeimöl** *Triticum aestivum*
Poaceae, Süssgräser

*Einfach ungesättigte Fettsäure: ca. 20–30% Ölsäure*
*Zweifach ungesättigte Fettsäure: ca. 44–60% Linolsäure*
*Dreifach ungesättigte Fettsäure: ca. 11% Alpha-Linolensäure*
*Gesättigte Fettsäure: ca. 16% Palmitinsäure*
*Fettbegleitstoffe: 3,5–4,7% vor allem Tocopherole (Vitamin E), Phytosterole, Phospholipide, Lecithin*

*Öltyp: Halb trocknend*
*Haltbarkeit: 1 Jahr*

Das einheimische Weizenkeimöl wird aus den Keimlingen der Getreidekörner durch Pressen hergestellt. Naturbelassenes, kaltgepresstes Weizenkeimöl ist sehr wertvoll.

Durch den speziell hohen Vitamin-E-Gehalt ist es ideal zur Pflege reifer, trockener Haut und um den Alterungsproszess herauszuzögern. Es hält das Bindegewebe gesund, und bewährt sich für die Damm- und Bauchmassage in der Schwangerschaft und für die Narbenpflege. In Pflegeprodukten sollte es mit leichteren Pflanzenölen kombiniert werden.

# Besondere Kostbarkeiten Wirkstofföle

Diese Öle haben einen sehr hohen Anteil an mehrfach ungesättigten Fettsäuren, Omega-3-Fettsäuren, und sind dadurch sehr reaktionsfreudig. Vertreter dieser Fettsäuren sind Alpha-Linolensäure und Gamma-Linolensäure. Sie wirken stoffwechselaktiv, können freie Radikale binden und machen diese unschädlich.

Sie sind also sehr wirksam gegen Umweltschäden, zum Beispiel in der Vorsorge vor Zellschäden durch zu viel Sonne. Diese Fettsäuren können auch den Hormonhaushalt günstig beeinflussen, unterstützen die Funktionen der Haut und helfen bei vielen Hautproblemen wie Ekzemen, Neurodermitis, Schuppenflechte, Hautjucken, fette Haut und Akne, faltige und trockene Haut.

Ein Nachteil: Wegen der schwierigen Gewinnung, zum Beispiel aus den winzigsten Sämchen der Nachtkerze, sind diese Öle sehr teuer. Durch die grosse Reaktionsfreudigkeit der Fettsäuren oxidieren sie auch schnell an der Luft und werden ranzig. Deshalb ist es von Vorteil, diese Öle in kleinen Portionen oder in Kapseln zu kaufen und tropfenweise in die fertigen Produkte zu mischen.

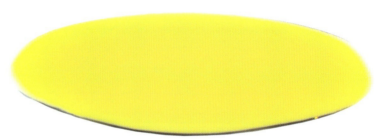

**Arganöl** *Argania spinosa*
Sapotaceae, Sabotengewächse

*Einfach ungesättigte Fettsäure: 38–48% Ölsäure*
*Zweifach ungesättigte Fettsäure: 30–35% Linolsäure*
*Gesättigte Fettsäure: ca. 15–23% Palmitinsäure*
*Fettbegleitstoffe: 1–1,5%, vor allem Vitamin E (Alpha-Tocopherol),*
*Phytosterole (Schottenol, Spinasterol), Triterpene wie Squalen, Phenole*
*Öltyp: Nicht trocknend*
*Haltbarkeit: ca. 1 Jahr*

Der Arganbaum gehört zu den ältesten Bäumen der Welt und wächst in Marokko. Das kostbare Öl befindet sich in den steinharten Fruchtkernen.

Durch den hohen Gehalt an Vitamin E und seltenen Phytosterolen ist es ein hilfreicher Schutz gegen Umwelteinflüsse.

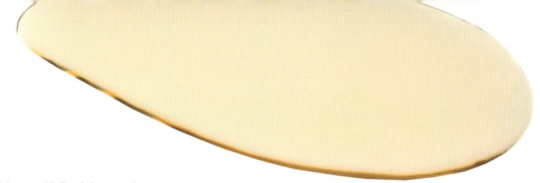

**Granatapfelsamenöl** *Punicia granatum*
Punicaceae, Granatapfelbaumgewächse

*Einfach ungesättigte Fettsäure: ca. 11% Ölsäure*
*Zweifach gesättigte Fettsäure: ca. 10% Linolsäure*
*Mehrfach ungesättigte Fettsäure: ca. 68% Punicinsäure (Linolensäure)*
*Gesättigte Fettsäuren: ca. 4% Palmitinsäure, 2% Stearinsäure*
*Fettbegleitstoffe: Phytohormone, Flavonoide, Mineralstoffe, Vitamin E, Vitamin A*

*Öltyp: Trocknend*
*Haltbarkeit: Wird an der Luft schnell ranzig. Gut gekühlt und verschlossen 6–9 Monate.*

Der Granatapfel wächst in Mittelmeergebieten (Türkei, Marokko) und wurde als «Liebesapfel» der Göttin Aphrodite bezeichnet. Diese spezielle Frucht enthält in ihren Samen eine ganz seltene Omega-5-Fettsäure (Punicinsäure) und hormonregulierende Phytoöstrogene.

Hautregenerierend, entzündungshemmend bei reifer, faltiger Haut.

**Nachtkerzenöl** *Oenothera biennis*
Onagraceae, Nachtkerzengewächse

*Einfach ungesättigte Fettsäure: ca. 11% Ölsäure*
*Zweifach ungesättigte Fettsäure: ca. 67% Linolsäure*
*Dreifach ungesättigte Fettsäure: ca. 8–14% Gamma-Linolensäure*
*Gesättigte Fettsäure: ca. 8% Palmitinsäure*
*Fettbegleitstoffe: 1,5–2,5%: vor allem Tocopherole (Vitamin E)*

*Öltyp: Trocknend*
*Haltbarkeit: Gut gekühlt und verschlossen ca. 9 Monate; wird an der Luft schnell ranzig.*

Ursprünglich aus Amerika stammend, ist diese Pflanze auch bei uns heimisch. Es ist wunderschön, an Sommerabenden beim langsamen Öffnen ihrer zitronengelben Blüten mit dabei zu sein!

Wie die Borretschsamen enthalten auch die winzigen Nachtkerzen-Sämchen kostbare Gamma-Linolensäure, die bei juckender, trockener Haut und bei Ekzemen hilfreich ist. Das Öl wirkt, innerlich oder äusserlich verwendet, ausgleichend auf den Hormonhaushalt.

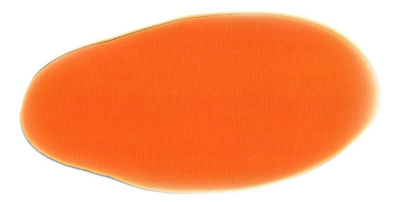

**Sanddorn-Fruchtfleischöl** *Hippophae rhamnoides*
Elaegnaceae, Ölweidengewächse

*Einfach ungesättigte Fettsäure: ca. 25% Ölsäure*
*Zweifach gesättigte Fettsäure: ca. 3% Linolsäure*
*Mehrfach ungesättigte Fettsäuren: ca. 1% Alpha-Linolensäure, ca. 34% Palmitoleinsäure*
*Fettbegleitstoffe: Viele fettlösliche Vitamine, vor allem Carotinoide, Tocopherole, Phytosterole*
*Öltyp: Nicht trocknend*
*Haltbarkeit: 1 Jahr*

Der Sanddornstrauch ist in Europa heimisch, kommt aber auch in Asien vor. Diese Obstfrucht enthält mehr als 2% Öl im Fruchtfleisch. Durch den sehr hohen Anteil an Vitamin E, Carotinoiden und der seltenen Palmitoleinsäure ist es besonders hilfreich bei Zellschädigungen der Haut durch Sonneneinwirkung oder Bestrahlungen bei Strahlentherapien.

Bei trockener, irritierter Haut, für empfindliche Schleimhäute (trockene Vagina). Auch für jugendliche Aknehaut hat sich Sandorn-Fruchtfleischöl schon oft bewährt. Färbt intensiv orange.

**Wildrosenöl, Hagebuttensamenöl** *Rosa rubiginosa, Rosa mosqueta, Rosa canina*
Rosaceae, Rosengewächse

*Einfach ungesättigte Fettsäure: ca. 15% Ölsäure*
*Zweifach ungesättigte Fettsäure: ca. 40% Linolsäure*
*Dreifach ungesättigte Fettsäure: ca. 35% Alpha-Linolensäure*
*Gesättigte Fettsäure: ca. 3,5% Palmitinsäure*
*Fettbegleitstoffe: ca. 1%, unter anderem Spuren von Retinolsäure (Vorstufe von Vitamin A)*
*Öltyp: Trocknend*
*Haltbarkeit: Wird an der Luft schnell ranzig. Gut gekühlt und verschlossen ca. 9 Monate.*

Dieses Öl wird aus einer Heckenrose (Muskatrose) gewonnen, die durch spanische Einwanderer nach Chile gelangte. Es duftet nicht nach dem ätherischen Öl der Rose.

Durch den hohen Anteil an Alpha-Linolensäure und Linolsäure wirkt es stark hautregenerierend und entzündungshemmend. Gutes Narbenöl, bindet Feuchtigkeit in der Haut.

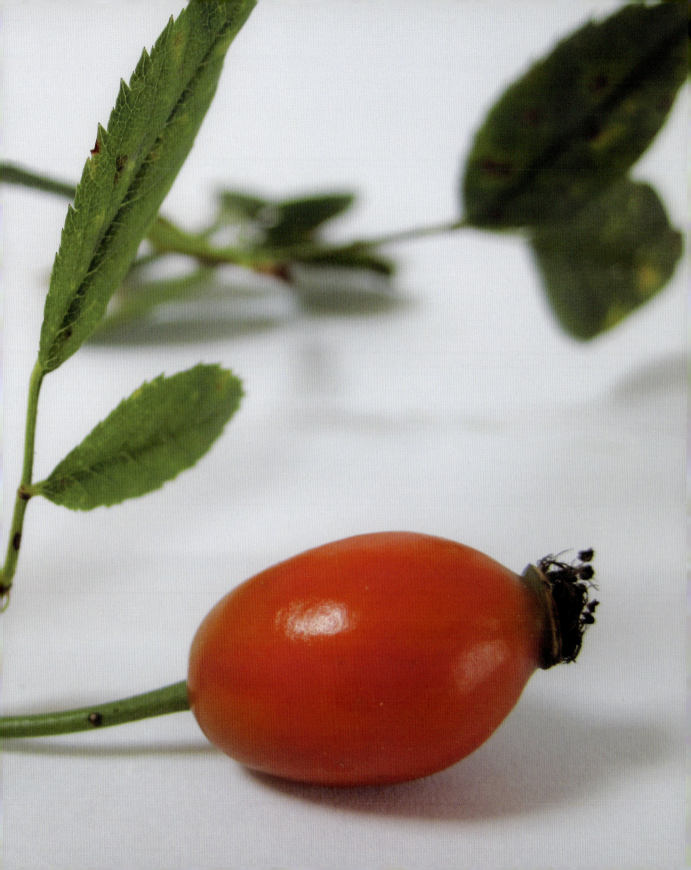

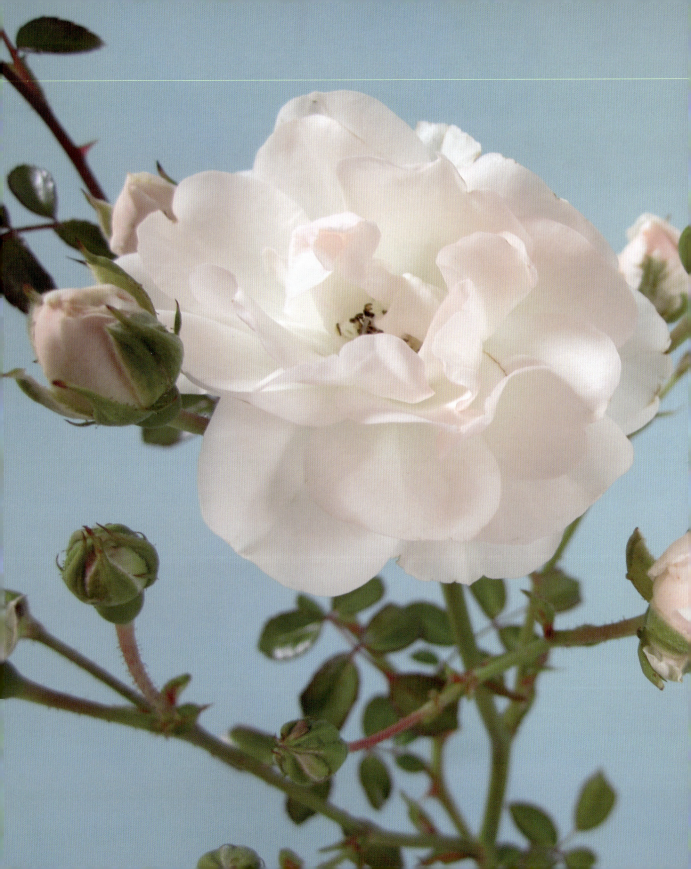

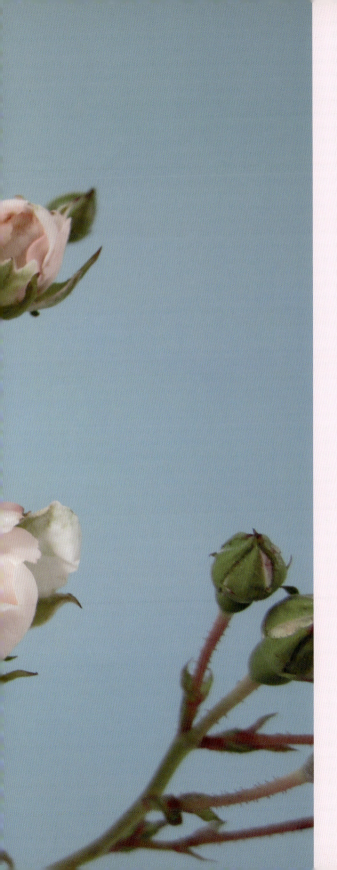

# Die Haut

Die Haut ist unser grösstes Organ mit einer Oberfläche von etwa 1,7 Quadratmetern. Sie erfüllt viele wichtige Aufgaben. Eine gesunde, gepflegte Haut ist wichtig für unser Wohlbefinden und somit auch für die Gesundheit. Die Haut ist die Grenze zwischen innen und aussen. Sie schützt den Körper vor Umwelteinflüssen wie Kälte, Hitze, aggressiven Sonnenstrahlen aber auch vor Feuchtigkeitsverlust.

Etwa ein Drittel des Blutes fliesst durch die Haut. Dadurch ist sie zu einem kleinen aber wichtigen Teil an der Atmung beteiligt. Die Haut unterstützt die Nierenfunktion und hilft Schlacken aus dem Körper über den Stoffwechsel auszuscheiden. Über das Nervensystem ist die Haut mit allen anderen Organen verbunden.

Auf der Haut werden wir berührt und erfahren Zärtlichkeit und Liebe. Gefühle lassen uns die «Haare auf der Haut zu Berge stehen» oder erzeugen eine «Gänsehaut».

Die Haut kann sehr empfindlich mit allergischen Reaktionen oder Hautunreinheiten reagieren, wenn wir unglücklich und angespannt sind.

# Der Aufbau der Haut

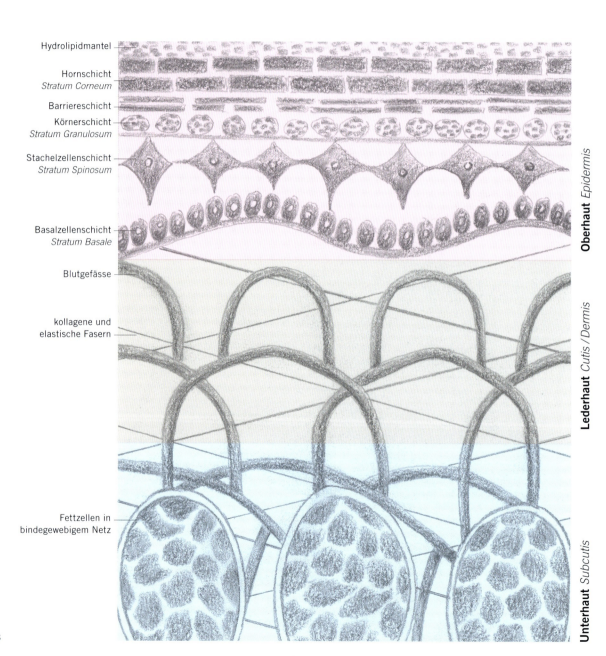

**Die Unterhaut** besteht aus lockerem Bindegewebe und mehr oder weniger starkem Fettgewebe mit traubenförmigen Zellen. Die Fettschicht hält die Haut elastisch und bietet ein nachgiebiges Schutzpolster. Als Isolierschicht ist sie an der Wärmeregulierung mitbeteiligt.

**Die Lederhaut** ist sehr stark und dehnbar. Sie verleiht der Haut Reissfestigkeit und Elastizität. Dieser bindegewebeartige Teil der Haut besteht aus einem dichten Geflecht von elastischen Fasern (Collagen und Elastin), Blut- und Lymphgefässen, feinen Nervenfasern, sowie den Schweiss-, Duft- und Talgdrüsen. Einerseits ist die Lederhaut für die Ernährung der Oberhaut zuständig, andererseits hilft sie durch die Schweissabsonderung zum Ausscheiden von Stoffwechsel(end)produkten und zur Temperaturregulierung. Schweiss enthält nebst Wasser etwa 1% Fettsäuren, Harnstoff und Mineralsalz. Sein pH-Wert liegt zwischen 5 und 6, ist also leicht sauer.

**Die Talgdrüsen** münden in die zwiebelförmige Verdickung des Haarschafts und sondern Hauttalg (Sebum) ab, der an die Hautoberfläche gelangt. Mit dem Schweiss zusammen bildet sich auf der Oberhaut eine Schutzhülle: Der «Säureschutzmantel» oder «Hydrolipid-Mantel». Bei hormonellen Veränderungen wie in der Pubertät, steigert sich die Talgdrüsenfunktion, sie «überschiesst» und kann zu Hautreaktionen wie Mitessern, Pickeln und Pusteln führen.

**Die Oberhaut** ist kosmetisch gesehen die interessanteste Schicht. Hier ist es möglich, mit Pflegeprodukten Einfluss zu nehmen. Die Oberhaut ist ein mehrschichtiges Zellgewebe und enthält keine Blutgefässe. Sie kann sehr dünn sein (0,03 mm) und an einigen Stellen wie den Fussohlen bis 4 mm dick werden. Die **Hornschicht** (Stratum corneum) überzieht schützend die Hautoberfläche mit dachziegelartig übereinander geschichteten feinen Hornplättchen, die sich laufend abschuppen. Durch die darunter liegende **Keimschicht** (Stratum germinativum) werden sie innert 28 Tagen erneuert und nach oben getrieben. Mit dem **Hydrolipidmantel** und einer klebstoffartigen Fettsubstanz, bestehend aus Fettsäuren, Cholesterin und Ceramiden, werden die Hornplättchen oder Schuppen zusammengehalten. In der inneren Keimschicht befinden sich **Basalzellen** (Stratum basale), **Stachelzellen** (stratum spinosum) und die **Körnerschicht** (stratum granulosum) mit dem Hautfarbstoff Melanin. Dadurch wird die Haut gebräunt und vor UV-Strahlen geschützt.

Zwischen der **Hornschicht** und der **Keimschicht** liegt eine sogenannte **Barriereschicht**. Sie verhindert das Eindringen von Fremdstoffen in tiefer liegende Hautschichten und entscheidet wesentlich, ob kosmetische Produkte und Wirkstoffe von der Haut aufgenommen werden. Zusammen mit dem Hydrolipidmantel schützt sie vor grosser Wasserverdunstung.

Mit natürlichen Kosmetikprodukten, die hautähnliche Fettstoffe und feuchtigkeitsspendende Substanzen enthalten, können wir die natürlichen Hautfunktionen erhalten, ausgleichen und unterstützen.

# Hautbild und Hauttypen

Jede Haut ist einmalig und so verschieden wie wir Menschen sind. Der Hauttyp ist meistens durch Vererbung festgelegt und zeigt die wichtigsten Merkmale wie trocken, fettig, unrein, empfindlich. Bei den meisten Menschen treten verschiedene Eigenschaften gemischt auf; diese ergeben zusammen das Hautbild. Die mittlere Partie des Gesichts (T-Zone: Stirn, Nase und Kinn) ist meist fettig und neigt zu grösseren Poren und Unreinheiten, die Wangen sind oft trocken und empfindlicher.

**Normale Haut** ist glatt und weich, seidig-zart, samtig, gut durchblutet, feinporig. Im Erwachsenenalter kommt sie meist nur in jungen Jahren vor.

**Fette Haut** ist fettig glänzend, oft schlecht durchblutet, meist grossporig und dickhäutig. Sie kann zu Hautunreinheiten wie Mitessern, Pickeln, Pusteln und Akne neigen. Die Talgproduktion ist erhöht.

**Trockene Haut** ist dünn, zart, fett- und feuchtigkeitsarm, neigt zu Schüppchenbildung und Spannen, wird rau und spannt. Bei der «reifen», alternden Haut bilden sich Fältchen und Falten. Sie verliert an Spannkraft und Elastizität.

**Empfindliche, sensible Haut** neigt zu Rötungen, Couperose (erweiterte, feine rote Hautäderchen), Spannen, Juckreiz, allergischen Reaktionen. Sie reagiert empfindlich auf äussere Einflüsse wie Stress, Wetter und Nahrung. Sie kann eine Folge der sehr trockenen Haut sein.

Betrachten Sie Ihr Gesicht als Ganzes und beurteilen Sie die verschiedenen Hauttypen. Wählen Sie Produkte und Massnahmen, die den Hauptmerkmalen (Hauttyp) und Eigenschaften Ihrer Haut entsprechen und auf Ihr Hautbild ordnend und ausgleichend wirken.

Bei Unsicherheit der Zuordnung, wie Mischhaut, wählen Sie Produkte in kleinen Mengen und probieren Sie aus, was für Sie wohltuend und heilend ist. Ihre Beobachtungen und Empfindungen zeigen Ihnen, was das Richtige ist. Bei Problemen ist es sinnvoll, sich von einer kompetenten Person beraten zu lassen.

# Die Pflege der Haut

Wenn wir glücklich und voller Energie und Selbstvertrauen sind, fühlen wir uns gut in unserer Haut und wir sehen gut aus. Sie kann aber auch schlecht und fahl aussehen, wenn wir uns gestresst und unglücklich fühlen. Die Haut spiegelt unser Seelenleben.

**Wie können wir unsere Haut gesund erhalten?**
**Was tut der Haut gut? Welche Pflege braucht die Haut?**

Die Gesundheit und das gute Funktionieren unserer Haut werden wesentlich vom inneren Organismus bestimmt:

- Gesunde, frische Nahrungsmittel fördern den Gesamtstoffwechsel des Körpers.
- Genügend Trinken (3% des Körpergewichtes Wasser oder Kräutertee) fördert die Entschlackung und beeinflusst den Feuchtigkeitsgehalt der Haut.
- Körperliche Bewegung an der frischen Luft reguliert den Zellaufbau.
- Entspannung, Meditation und genügend Schlaf regenerieren den Organismus und beleben auch die Haut.

Beobachten und spüren, welche Pflegebedürfnisse die Haut hat:

- Im Sommer feuchtigkeitsspendende, leichte Produkte, Sonnenschutz (siehe folgende Seite).
- Im Winter reichhaltige, fettende Cremes zum Schutz vor Kälte, Wind und trockener Heizungsluft.
- Zyklusbedingte, hormonelle Veränderungen benötigen oft auch entsprechende Pflege.
- Die Ernährung und besondere Situationen wie Stress, zu wenig Schlaf und Umwelteinflüsse zeigen manchmal ihre Spuren auf der Haut: Extrapflege in Form von beruhigenden Ölen, Kompressen, Packungen, Masken, ab und zu ein Peeling sind Streicheleinheiten für Haut und Seele.
- Rohstoffe verwenden, die dem Hautfett möglichst ähnlich sind und den Säureschutzmantel erhalten. Bei der Wahl der Rohstoffe die gleiche qualitative Betrachtungsweise wie für Nahrungsmittel anwenden. Je besser die Qualität der Rohstoffe, umso besser sind die Produkte.

Aus langjähriger Erfahrung empfehle ich – entgegen der Auffassung der Kosmetikindustrie – die Haut nachts möglichst unbedeckt atmen zu lassen. Menschen mit besonders trockener Haut sollten ihr Gesicht nicht mit schweren Cremes zudecken. In Normalsituationen ist der Tagesschutz mit einer reichhaltigen Creme ausreichend. Wenn die Haut nicht dauernd von aussen «gefüttert» wird, wird sie dazu angeregt, den von ihr benötigten Talg selber zu produzieren. Während der Nacht findet ein Prozess der Regeneration und Entschlackung statt, den wir möglichst nicht beeinflussen möchten. Der Schutz vor äusseren Einflüssen ist nachts nicht nötig. Wenn Sie gewohnt sind, nachts Pflegecremes aufzutragen, sollten Sie dies nicht abrupt abbrechen – vor allem nicht in der kalten Jahreszeit. Die beste Zeit, langsam die Nachtcreme abzusetzen, ist die warme, feuchte Spätfrühlingszeit.

# Sonnenschutz

Zur Zeit ist das Thema «Sonnenschutz» ungelöst. Für die Naturkosmetik werden mineralische Pigmente wie Titandioxid und Zinkoxid, die als Schutzmantel das Sonnenlicht reflektieren, eingesetzt. Vor allem Zinkoxid ist ein umstrittener UV-Filter und wird in der Schweiz nur noch bis 2011 zugelassen. Gemäss Bundesamt für Gesundheit muss Zinkoxid Nano-frei sein und der Anteil in Produkten darf nicht mehr als 25% betragen. Laut einer Empfehlung der europäischen Kommission sollen Sonnenschutzmittel vor UVB- und UVA-Strahlen schützen. Um diesen Schutz zu erreichen, sind hohe Dosierungen und mineralische Pigmente nötig. Dadurch werden die Cremes sehr dickflüssig und haben den unangenehmen Weiss-Effekt auf der Haut. Viele grossen Industrie-Naturkosmetik-Firmen haben im Moment ihre Produkte zurückgezogen.

Deshalb kann ich nur einen vernünftigen Umgang mit der Sonne empfehlen:

- Extremsituationen vermeiden
- Die Haut mit leichten Textilien oder Pflanzenölen wie Jojoba-, Kokos- und Sesamöl oder Sheabutter schützen. Keine Öle mit hochungesättigten Fettsäuren verwenden, diese können oxidieren!
- Die Haut langsam an die Sonne gewöhnen, damit sich ein körpereigener Schutz bildet
- Für Extremsituationen Cremes kaufen, mit denen Sie sich wohl fühlen.

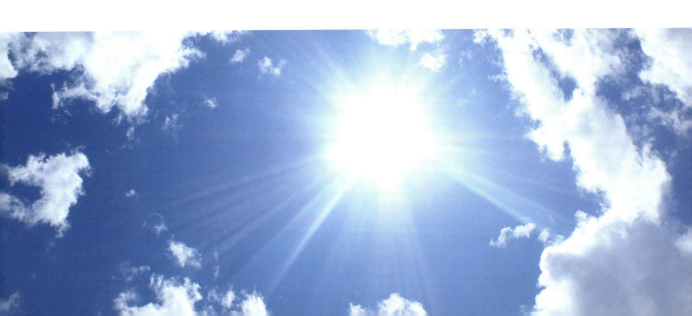

# Gesichtspflege

**Pflege der normalen, trockenen und empfindlichen Haut**

**abends**
- Sehr sanfte Reinigung mit Reinigungsmilch. Mit den Fingerspitzen auftragen, mit viel warmem Wasser nachspülen, mit weichem Tuch sanft trocknen.
- Bei spannender Haut wenig leichtes Gesichtsöl auftragen.
Falls möglich keine Nachtcreme verwenden. So wird die Haut zur Talgproduktion angeregt. Durch den Stoffwechsel entstandene Schlacken werden ausgeschieden.

**morgens**
- Unter fliessendem, warmem Wasser reinigen. Normale Haut verträgt gut einen kalten Abschluss.
- Gesichtswasser oder Hydrolat mit Wattepad oder aus der Sprühflasche auftragen.
- In die feuchte Haut je nach Jahreszeit eine leichte oder reichhaltigere Creme oder ein Gesichtsöl sanft einmassieren.

**spezielle Pflege** 1–2 x pro Woche, wenn Sie Lust dazu haben:
- Tiefenreinigung mit Gesichtsdampfbad oder einer warmen Kompresse, in den Übergängen der Jahreszeit Mehlpeeling; Anwendung einer Gesichtspackung.

**Pflege der fetten und unreinen Haut**

**abends**
- Reinigung mit Reinigungsmilch oder sanftem Waschgel. Mit viel warmem Wasser nachspülen und sanft trocken tupfen. Gesichtswasser oder Hydrolat mit desinfizierenden Kräuterauszügen mit einem Wattepad auftragen. Eventuell nur auf die Pickelstellen.
- Leichtes Gesichtsöl wie Jojoba-, Traubenkern-, Nachtkerzen-, Wildrosen- oder Sanddornöl auftragen. Eventuell mit Hydrolat gemischt.

**morgens**
- Reinigung mit Reinigungsmilch oder sanftem Waschgel wie oben.
Eventuell Pickel mit Pickelpaste abdecken und leichte Gesichtscreme auftragen.

**spezielle Pflege**
- 1–2 x pro Woche Gesichtsdampfbad oder Kompresse. Peeling nur 1 x pro Woche.
Masken mit desinfizierenden und beruhigenden Kräuterauszügen oder Tonerde. Keine stark durchblutungsfördernden Produkte verwenden, um die Talgproduktion nicht noch mehr anzuregen.

Fette Haut altert langsamer – ein Trost für Jugendliche!

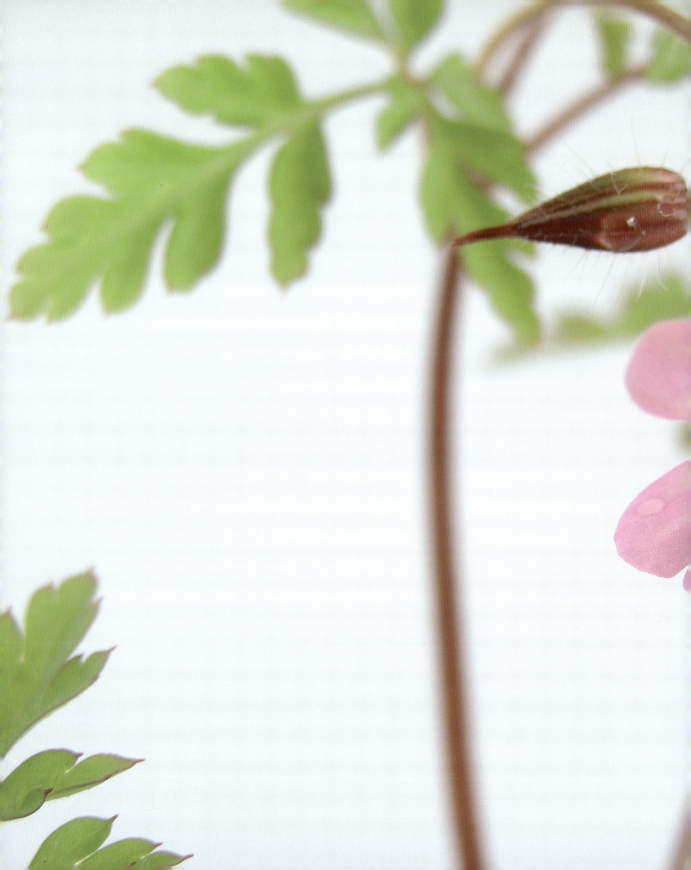

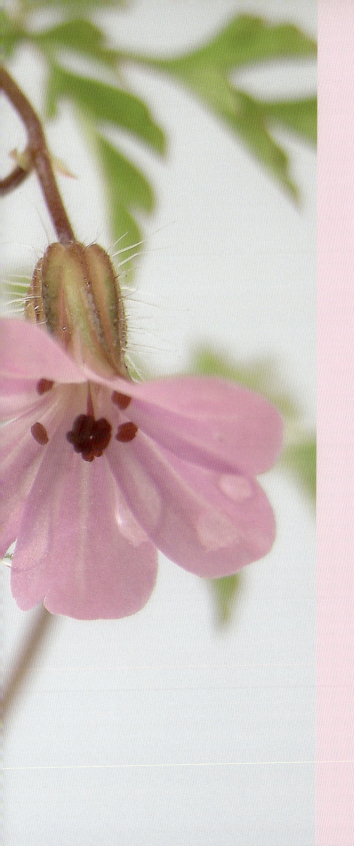

# Produkte
# Gesichtspflege

# Reinigen

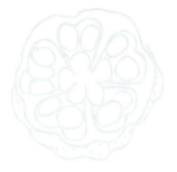

### Melissen-Reinigungsmilch

Sanfte Reinigungsmilch von leichter
Konsistenz, für trockene Haut

| | |
|---|---|
| 3 g Emulsan<br>15 g Rapsöl<br>15 g Sonnenblumenöl | *In Becherglas in Wasserbad bis 70° C erwärmen<br>Von der Herdplatte ziehen* |
| 4 g Kakaobutter | *In der Restwärme schmelzen* |
| 1 Msp Xanthan* oder Guarmehl | *Hinzufügen, auflösen lassen* |
| 70 g Melissen-Hydrolat** | *In separatem Becherglas bis 70° C erwärmen<br>zur Fettphase mixen, dann sanft kalt rühren* |
| 10–20 Tr. ätherisches Öl Melisse 10%<br>oder Zitronengras | *Darunterrühren* |

\*\* Rezept mit Konservierung:

| | |
|---|---|
| 60 g Wasser und 10 g Pflanzentinktur 70%<br>10 g Alkohol 70% oder<br>10–20 Tr. Rokonsal oder Kaliumsorbat | *Darunterrühren* |
| 3–5 Tr. Milchsäure | *Bis knapp unter pH 5,5 sorgfältig<br>darunterrühren* |

Bei der Konservierung mit alkoholischen Pflanzentinkturen können sich die Emulsionen wegen dem relativ grossen Wasseranteil nach einiger Zeit trennen.

*Die Reinigungsmilch mit den Fingerspitzen grosszügig auf Gesicht, Hals und Dekolleté auftragen. Mit einem angefeuchteten Wattebausch entfernen.*

*Mit lauwarmem Wasser nachreinigen und mit Gesichts-Tonic erfrischen.*

*Die Reinigung mit Reinigungsmilch ist vor allem abends zu empfehlen.*

*Auch zum Abschminken ist sie geeignet. Hierzu bei empfindlichen Augenpartien das ätherische Öl weglassen.*

Die Haltbarkeit dieser Produkte beträgt je nach Konservierung 4–12 Wochen.

*1 Msp Xanthan oder Guarmehl = 0,2–0,5 g

### Lavendel-Reinigungscreme

Sahnige Reinigungscreme für alle Hauttypen

2 g Montanov
10 g Mandelöl
10 g Sonnenblumenöl

4 g Kokosfett

70 g Lavendelhydrolat oder Teeaufguss**

10 Tr. äth. Öl Lavendel fein

** Konservierung: Siehe Seite 56

### Reinigungsmilch kaltgerührt

4 g Lysolecithin
12 g Sonnenblumenöl
4–8 Tr. ätherische Öle nach Wunsch

*Im Becherglas mischen:*
5 g Pflanzentinktur 70% oder Alkohol 70%
1 Msp Xanthan* oder Guarmehl
25–30 g Hydrolat nach Wahl

### Abschminke

7 g Bienenwachs
50 g Pflanzenöl

5 g Kakaobutter

5–10 Tr. ätherisches Öl nach Wunsch

Haltbarkeit ca. 1 Jahr

*1 Msp Xanthan oder Guarmehl = 0,2–0,5 g

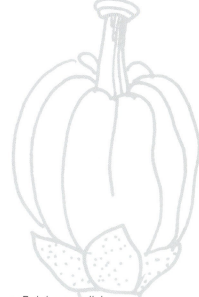

*Zubereitung siehe Melissen-Reinigungsmilch*

*In Töpfchen mit Schraubverschluss verrühren*

*Darunterrühren*
*Darunterrühren bis ein Gel entsteht*
*Das Gel in die Öl-Lecithin-Mischung rühren*

*Im Wasserbad erwärmen und schmelzen*

*In der Restwärme auflösen*
*Mit Kunststofflöffel oder Mixstab kaltrühren*

*Nach dem Abkühlen darunterrühren*

*Wenig dieser balsamartigen Abschminke auf das Gesicht und die Augenpartie verteilen, mit angefeuchtetem Wattepad wegnehmen, mit warmem Wasser nachreinigen.*

# Gesichtswasser

Gesichtswasser oder Tonic erfrischt die Haut nach der Reinigung mit Milch oder Creme und kann Verunreinigungen aus den Poren entfernen. Es schliesst die Poren der Haut und bereitet diese optimal für die Anwendung einer Pflegecreme vor. Je nach Zutaten (Kräuter, Hydrolate, ätherische Öle) kann ein Gesichtswasser gereizte, gerötete Haut beruhigen oder entzündungshemmend wirken.

Alkoholhaltiges Gesichtswasser mit entsprechenden Kräutern desinfiziert die Haut und hilft vor allem bei Hautunreinheiten, Mitessern und Akne. Für junge Leute mit spriessenden Pickeln sind diese Wässer oft sehr hilfreich.

Günstig wirken sich auch Tonics mit Obstessig aus. Essig in geringer Konzentration reguliert den Säureschutzmantel der Haut und somit die Hautfunktionen. Zudem wirkt sich Essig – und natürlich auch Alkohol – günstig auf die Haltbarkeit der Produkte aus.

Alkoholhaltige Gesichtswässer entfetten und kühlen die Haut, ziehen die Poren zusammen und eignen sich deshalb nur für fettige und unreine Hauttypen. Bei Couperose oder trockener Haut sollten Sie kein Gesichtswasser verwenden, das mehr als 5% Alkohol enthält.

In der heissen Sommerzeit verwende ich gerne in Sprayflaschen gefüllte Hydrolate. Pfefferminze-, Zitronenmelisse-, Lavendel- oder Rosenhydrolat auf Stirne, Wangen, Nacken und Dekolleté gesprüht, sind eine wunderbare Erfrischung.

*Zur Anwendung ein wenig Gesichtswasser auf einen angefeuchteten Wattebausch träufeln und damit die vorher gereinigte Haut sanft abreiben. Gesichtswasser für den normalen und trockenen Hauttyp können Sie auch mit den Fingerspitzen leicht in die Haut klopfen.*

# Erfrischen

### Rosen-Gesichtswasser
Dieses milde, duftende Gesichtswasser erfrischt jeden Hauttyp und wird auch von trockener, empfindlicher Haut gut vertragen.

50 ml Rosenblüten-Teeaufguss
1 TL Honig

*Im leicht warmen Tee auflösen*

50 ml Rosen-Hydrolat
1 TL Zitronensaft

*Hinzufügen*
*In schöne Flasche füllen, schütteln*

### Blüten-Tonic
Sanftes Gesichtswasser
für trockene und empfindliche Haut

1 TL Rosenblüten
1 TL Stiefmütterchen
1 TL Malvenblüten
1 TL Ringelblumenblüten
1 TL Lavendelblüten

*Alle Blüten (frische oder getrocknete) in einer Glasschüssel mischen*

150 ml Lavendel- oder Rosenhydrolat

*Darübergiessen, zugedeckt über Nacht an einem kühlen Ort ziehen lassen*

*Anderntags durch ein Küchensieb oder Filterpapier filtrieren*

Malvenblüten entspannen die Haut durch die einhüllenden und mildernden Schleimstoffe.

Stiefmütterchen und Ringelblüten haben sich schon oft bei Hautallergien bewährt.

Die duftenden Rosen- und Lavendelblüten beleben und erfrischen die Haut.

### Calendula-Gesichtswasser

Für empfindliche, unreine Haut

1 EL Ringelblumenblüten
1 EL Johanniskraut
1 EL Beinwellwurzeln

*In Glasschüssel geben*

200 ml Rosenhydrolat
1 EL Honig

*Wenig Rosenhydrolat erwärmen
Honig darin lösen*

50 ml Apfelessig
10 ml Kamillentinktur

*Mit dem Rosenhydrolat über die Kräuter giessen, über Nacht zugedeckt ziehen lassen*

*Durch Filterpapier filtrieren*

Die Kombination dieser Pflanzen mit Kamillentinktur wirkt beruhigend, befeuchtend und heilend bei Hautunreinheiten und Irritationen. Mit Johanniskraut eher in der sonnenarmen Jahreszeit verwenden.

### Kräuter-Gesichtswasser

Für Mischhaut und fette Haut

1 TL Salbei
1 TL Rosmarin
1 TL Thymian
1 TL Pfefferminze
1 TL Huflattichblüten

*Getrocknete oder frische Kräuter
in eine Glasschüssel geben
(frische Blüten 1 EL)*

100 ml Hamamelishydrolat oder
Hydrolat mit Pflanzen, wie oben
50 ml Pflanzentinktur oder
Alkohol 70%
1 EL Apfelessig nach Wunsch

*Die Kräuter mit den Flüssigkeiten übergiessen und eine Nacht zugedeckt ziehen lassen*

*Durch Filterpapier filtrieren*

Die ätherischen Öle dieser Kräutermischung wirken klärend, zusammenziehend und antiseptisch.

Die Haltbarkeit aller Tonics beträgt je nach Alkohol-Zusatz und Hydrolat 1–6 Monate

### Frühlings-Tonic

Für Mischhaut und unreine, grossporige Haut

1 TL Huflattichblüten
1 EL Spitzwegerichblätter
1 TL Veilchenblüten
1 TL Gänseblümchen

100 ml Hamamelishydrolat oder
Espressohydrolat mit Frühlingspflanzen
50 ml Alkohol 70%

Dieses Gesichtswasser mit dem aromatischen Frühlingsduft enthält wertvolle Heilpflanzenauszüge und wirkt erfrischend und klärend auf die Haut.

*Frische oder getrocknete Kräuter
in eine Glasschüssel geben*

*Darübergiessen
Eine Nacht zugedeckt ziehen lassen*

*Durch Filterpapier filtrieren*

### Kapuzinerkresse-Tonic

Bei Pickeln und Akne

1 TL Gänseblümchen
1 TL Ringelblumenblüten
3 Kapuzinerkresseblüten

150 ml Hamamelishydrolat
50 ml Alkohol 70%
1 EL Obstessig

Evtl. 1 TL Alkohol 96%
5 Tr. Lavendel fein

Diese Heilpflanzen, in Kombination mit Hamamelishydrolat und Obstessig, haben eine harmonisierende, mild desinfizierende Wirkung auf die Talgdrüsenüberfunktion der Haut. Bei ganz empfindlicher Haut kann der Alkohol auch weggelassen werden.

*Die möglichst frischen Blüten
in eine Glasschüssel geben*

*Darübergiessen
Eine Nacht zugedeckt ziehen lassen*

*Nach Wunsch im Alkohol lösen und
dem Gesichtswasser beifügen*

*Evtl. nochmals klar filtrieren*

# Gels

Gels bestehen aus Wasser, Hydrolaten oder Teeaufgüssen, oft kombiniert mit Pflanzentinkturen und Ölauszügen. Mittels einem Geliermittel (Xanthan oder Guarmehl, einzeln oder kombiniert) wird das Produkt verdickt, damit es sich angenehm auftragen lässt.

Je weniger Xanthan* oder Guarmehl, desto dünnflüssiger wird das Gel.

*Es gibt neuerdings auch transparentes Xanthan im Handel – ein Vorteil für Gels.

### Gels werden kosmetisch und für die Hausapotheke vielseitig eingesetzt

- Feuchtigkeits-Gelmasken zum Verwöhnen und Erfrischen der Haut mit Rosenblüten, Lavendel, Malve, Ringelblumen
- Augengel mit Kornblumen, Augentrost, Fenchel
- Feuchtigkeitspflege, unter der Tagescreme mit Pflanzen entsprechend Ihrem Hauttyp
- Bei Verbrennungen, Sonnenbrand, Entzündungen: Lavendel, Ringelblume, Aloe
- Bei Prellungen, Verstauchungen, Insektenstichen: Arnika, Lavendel, Beinwell
- Gegen müde Beine, bei Venenproblemen: Waldmeister, Steinklee, Labkraut, Kastanie

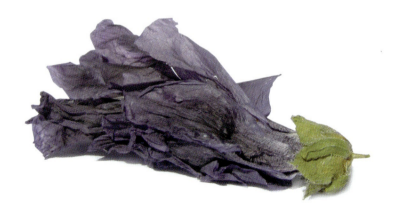

### Grundrezept

1 TL Pflanzentinktur 70%
4–8 Tr. ätherisches Öl
½ TL Xanthan* oder Guarmehl

40 ml Hydrolat oder Kräutertee

1 TL Pflanzenöl oder -auszug

Mit der Pflanzentinktur ist das Gel 4–12 Wochen haltbar, je nach Wasserqualität oft auch länger.

*In Cremetöpfchen verrühren, einen Moment quellen lassen*

*Dazurühren*

*Dazurühren; am Schluss das Töpfchen verschliessen und gut schütteln.*

*Dieses Rezept gelingt mit einem Glasstab oder einem Minimixer gerührt.*

### Gel ohne Alkohol

Knapp ½ TL Xanthan* oder Guarmehl

40 ml Wasser, Hydrolat oder Teeaufguss

1 TL Pflanzenöl

4–8 Tr. ätherische Öle

4–8 Tr. Kaliumsorbat oder Rokonsal

1–2 Tr. Milchsäure

*In Cremetöpfchen geben*

*In sanftem Strahl mit dem Mixstab unter das Gelmittel rühren, quellen lassen*

*Dazurühren*

*Dazurühren*

*Dazurühren*

*Tropfenweise bis knapp unter pH 5,5 dazurühren*

### Beinwell (Wallwurz)-Gel

1 TL Beinwelltinktur** 70%
½ TL Xanthan* oder Guarmehl
40 g Beinwell-Tee

4 Tr. ätherisches Lavendelöl fein

1 TL Beinwell-Olivenölauszug

Dieses kühlende Gel ist sehr wohltuend bei Gelenksentzündungen, Überdehnungen, Verstauchungen, Blutergüssen, Sehnenscheidenentzündungen.

Kosmetisch tut es als feuchtigkeitsspendende Maske empfindlicher, entzündeter Haut gut.

*Frische oder getrocknete Beinwell-Wurzelstücke einige Stunden in kaltem Wasser ziehen lassen, 5–10 Minuten leicht köcheln, abgiessen, vor dem Verarbeiten abkühlen*

\* ½ TL Xanthan oder Guarmehl = 0,5 g
\*\* 1 TL Pflanzentinktur oder -öl = 5 ml

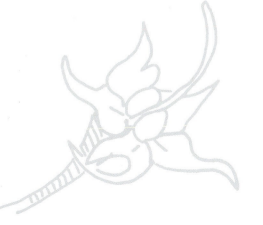

# Salben und Balsame

Salben und Balsame bestehen hauptsächlich aus fettigen, öligen Rohstoffen. In diese Produkte lassen sich wunderbar Pflanzenölauszüge, ätherische Öle und auch Tinkturen einarbeiten. Damit werden sie je nach Zutaten zu kostbaren Heilmitteln.

Ich unterscheide Salben und Balsame wie folgt:

**Salbe = Bienenwachs + Öl**

**Balsam = Bienenwachs + Öl + Fett** (Kokosfett, Sheabutter)

Je nach Auswahl der Pflanzenöle und Fette erhalten wir leichte, dünnfliessende Produkte, zum Beispiel Kokosfett mit Mandel- oder Sonnenblumenöl, oder eher schwere, gehaltvollere mit festerer Konsistenz zum Beispiel Olivenöl und Sheabutter.

*Weil sie kein Wasser enthalten, sind Salben und Balsame kühl aufbewahrt etwa ein Jahr haltbar.*

Ich verwende Salben und Balsame sehr gerne für trockene, raue oder juckende Hautstellen:

Als Fuss- oder Händebalsam, für die Lippenpflege, als Nasensalbe, als Augenbalsam, für die Babypflege, bei geröteten Hautstellen, für die Narbenpflege.

Ein Fahrradgeschäft bestellt jedes Jahr mehrmals Calendulasalben als Vorbeugung gegen Wundscheuern auf Fahrradtouren... Bei diesen Produkten erleben wir, dass der Übergang von Kosmetika zu Heilmittel sehr fliessend ist.

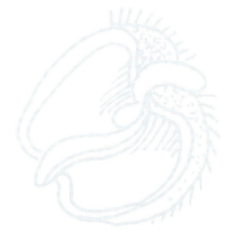

Bevor Sie sich nun in die Herstellung von Salben, Balsamen und Cremes stürzen, sollten Sie sich einige wichtige Grundlagen aneignen. *Sie finden diese ab Seite 14–21.*

# Grundrezepte

**Grundrezept Salbe**

| | |
|---|---|
| 15–20 g Bienenwachs | In Becherglas in Wasserbad schmelzen |
| 100 g Pflanzenölauszug | Zufügen, rühren bis klare Schmelze entsteht |
| | Mit dem Stabmixer kaltrühren, damit sich keine Wachsklümpchen bilden |
| 10 Tr. ätherische Öle | Dazurühren wenn die Salbe unter 30°C abgekühlt ist |
| 2 TL Pflanzen-Tinktur* nach Wahl | Dazurühren |

**Grundrezept Balsam**

| | |
|---|---|
| 5 g Bienenwachs | In Becherglas in Wasserbad schmelzen |
| 20 g Öl oder Pflanzenölauszug | Zufügen, bis eine klare Schmelze entsteht von der Herdplatte ziehen |
| 20 g Fett Kokosfett- oder Sheabutter | In der Restwärme schmelzen Mit Glasstab oder Kunststoff-Kochlöffel kalt rühren |
| 3–4 Tr. ätherische Öle | Dazurühren |
| 1 TL Pflanzen-Tinktur* nach Wahl | Dazurühren |
| | Die Salbe oder den Balsam in desinfizierte Creme-Töpfchen abfüllen und beschriften |

Wenn kein Pflanzenölauszug vorhanden ist, verwenden Sie nur das reine Pflanzenöl oder stellen Sie einen «schnellen Ölauszug» her, *Seite 29.*

* 1 TL Pflanzentinktur = 5 ml

### Ringelblumen-Salbe / Calendula-Salbe

15–20 g Bienenwachs

100 g Ringelblumen-Olivenölauszug
Siehe Seite 29

1–2 TL Ringelblumen-Tinktur*

Nach Wunsch 10 Tr. ätherisches Öl
Lavendel, Melisse 10% oder Kamille römisch

*Herstellung siehe Grundrezept*

**Die Ringelblumen-Salbe ist *die* Allzwecksalbe in unserer Hausapotheke!**

Bei trockenen, juckenden Hautstellen, Schürfungen, für die Narbenpflege, Babypflege…

Anstelle von Ringelblume ist die Gundelrebe eine wunderbare Alternative.

### Storchenschnabel-Salbe

15–20 g Bienenwachs

100 ml Storchenschnabel-Mandelölauszug
am besten schneller, warmer Ölauszug aus dem frischen, blühenden Kraut herstellen.

1–2 TL Storchenschnabel-Tinktur

ca. 10 Tr. ätherisches Öl, Rosengeranium

*Herstellung siehe Grundrezept*

Bei trockenen Ekzemen, Flechten, Ausschlag mit Schuppenbildung, für die Narbenpflege

\* 1 TL Pflanzentinktur = 5 ml

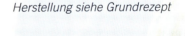

### Händebalsam

5 g Bienenwachs
20 g Lavendel-Mandelölauszug
20 g Sheabutter
3–5 Tr. ätherisches Öl Lavendel fein

*Herstellung dieser Balsame siehe Grundrezept Seite 65*

Strapazierte Hände abends dick eincremen, Baumwollhandschuhe anziehen und über Nacht wirken lassen

### Fussbalsam kühlend

5 g Bienenwachs
20 g Minze- oder Salbei-Mandelölauszug
20 g Kokosfett
3–5 Tr. Pfefferminze oder Arabische Minze
1 TL Minze-Tinktur

Wohltuender Balsam für heisse Füsse

### Fussbalsam wärmend

5 g Bienenwachs
20 g Rosmarin-Olivenölauszug morgens oder Zimtrinde-Sesamölauszug abends
20 g Sheabutter
3–5 Tr. Rosmarin cineol oder
3 Tr. Zimtblatt

Rosmarin hat eine stark durchblutende Wirkung, und kann abends wach halten… ein Muntermacher!

Zimt schenkt den warm-würzigen Duft. Das ätherische Öl der Zimtrinde ist stark hautreizend und wärmend. Für empfindliche Füsse Zimtblatt verwenden.

### Sportbalsam

5 g Bienenwachs
20 g Beinwell oder Johannis-Olivenölauszug
20 g Kokosfett oder Sheabutter
4 Tr. Lavendel fein
1 TL Beinwell- oder Arnika-Tinktur

Lindernder Balsam bei Sportverletzungen

### Baby-Balsam

5 g Bienenwachs
20 g Ringelblumen-Mandelölauszug
20 g Kokosfett oder Sheabutter

Dieser Balsam ohne ätherische Öle pflegt empfindliche Babyhaut und beugt geröteten Hautstellen vor.

# Cremes

**Cremes sind Emulsionen. Sie bestehen ähnlich wie das Hautfett aus Fett/Öl und Wasser.**

## Man unterscheidet zwei Hauptgruppen von Emulsionen

- **Die O/W-Emulsionen**, das heisst Öl-in-Wasser-Emulsionen, z.B. Milch
  Leichte, feuchtigkeitsspendende Cremes oder Lotionen, wie Körpermilch oder Reinigunsmilch. Diese Emulsionen enthalten mehr Wasser als Fett.

- **Die W/O-Emulsionen**, das heisst Wasser-in Öl-Emulsionen, z.B. Butter
  Schwerere, reichhaltige, je nach Pflanzenöl fettigere Cremes, die oft mehr Fett als Wasser enthalten.

## Zusammensetzung von Emulsionen

**Fettphase**
Pflanzenöl + Wachse *Bienenwachs, Lanolin anhydrid, Cetylalkohol*
+ Fette *Kakao-, Shea-, oder Mangobutter* (Wachse + Fette = Konsistenzgeber)
+ Emulgatoren *Lanolin anhydrid, Emulsan, Montanov, Lecithin*

**Wasserphase**
Gereinigtes Wasser, Hydrolat (Blütenwasser) oder Pflanzenaufguss (Tee)

Hydrolate können von guten Lieferanten gekauft werden. Hydrolatähnliche Wässer können auf einfache Art wie auf *Seite 24* beschrieben oder mit den im Anhang erwähnten Destillen selbst hergestellt werden.

Viele gekaufte Hydrolate sind bereits mit Alkohol konserviert; dies sollten Sie beim Kauf abklären. Falls sie unkonserviert sind, ersetzen Sie in den Rezepturen 10–15% des Wasseranteils durch 70%-igen Alkohol oder Pflanzentinktur.

Um die Fettphase mit der Wasserphase zu verbinden, braucht es einen **Emulgator.** Für **W/O-Emulsionen** verwende ich immer noch gerne den altbewährten, natürlichen Emulgator **Lanolin anhydrid**, auch Wollwachs genannt. Auch **Reinlecithin** oder **Lysolecithin** eignen sich gut für diese Emulsionen. Die einfachste Möglichkeit bieten **Jojobaöl mit Bienenwachs,** die ebenfalls emulgierende Fähigkeiten haben. Für **O/W-Emulsionen** entsprechen die modernen Emulgatoren **Emulsan** und **Montanov** bestens den heutigen Vorstellungen von Naturkosmetik.

Anfangs ist es sinnvoll, nicht zu viele Rohstoffe zu mischen, um diese gut kennen zu lernen. Mit der Zeit erlangen Sie Sicherheit und gute Kenntnisse. Es macht viel Spass, mit den Rohstoffen zu experimentieren. Pflanzenöle, -auszüge, Hydrolate und ätherische Öle können Sie nach Ihren Wünschen einsetzen.

# Grundrezept

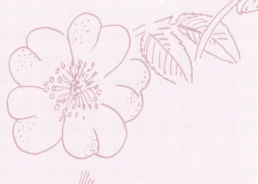

## W/O-Emulsionen

W/O-Emulsionen sind Cremes, bei denen der ölige Anteil der Creme den wässrigen Anteil umschliesst. Mit Hilfe eines leichten Fettüberzuges reduziert sich der Feuchtigkeitsverlust der Haut. Sie wird vor dem Austrocknen geschützt und der hauteigene Fett-Feuchtigkeitsfilm wird ergänzt.

Im Winter tagsüber aufgetragen, schützen diese Cremes vor Kälte und trockener Luft in geheizten Räumen, aber auch vor Umwelteinflüssen wie Sonnenlicht, Schmutz und Staub.

**Rosencreme mit Jojobaöl**

2 g Bienenwachs
7 g Lanolin anhydrid
20 g Jojobaöl*
2 g Kakaobutter

27 g Rosenhydrolat

*In Becherglas in Wasserbad schmelzen*

*Dazu rühren, kurz bis 70°C erwärmen*

*Becherglas von der Herdplatte nehmen,
in der Restwärme schmelzen*

*In separatem Becherglas bis 70°C erwärmen
In sanftem Strahl unter Rühren mit dem Mixer
in die Fettphase geben.*

*Weiter rühren, bis die Creme sich verdichtet
(emulgiert) und unter 35°C abgekühlt ist.*

ca. 6 Tr. Rosengeranium oder Rosenholzöl
oder 2 Tr. Rose bulgarisch

Evtl. 5 Tr. Wildrosen-oder Arganöl

*Konservierung:* Siehe Seite 70
23 g Hydrolat und 4 g Rosentinktur 70%

*Dazurühren*

*Dazurühren*

* Je nach Jahreszeit mit anderen Pflanzenölen
kombinieren: 10 g Jojobaöl und 10 g Mandelöl

# Herstellung

- Für die **Fettphase** Bienenwachs und Lanolin anhydrid in desinfiziertem Becherglas, Marmeladenglas oder Glasschüssel in einem Wasserbad schmelzen. Dazu das Gefäss in eine mit wenig Wasser gefüllte Pfanne stellen.

  Pflanzenöl hinzufügen und nur kurz bis 70°C erwärmen. Das Gefäss von der Herdplatte nehmen und die Butter in der Restwärme schmelzen.

- Die **Wasserphase** (Wasser, Hydrolat, Teeaufguss) wird in einem separaten feuerfesten Becherglas oder in einer kleinen Email- oder Inoxpfanne ebenfalls bis 70°C erwärmt.

  Ganz Vorsichtige bringen die Wasserphase kurz zum Kochen und lassen sie dann auf 70°C abkühlen. *Achtung: Gewichtsverlust beachten!*

  Dann wird die Wasserphase in sanftem Strahl in die Fettphase gegossen.

- Lanolincreme mit dem Mixstab nicht zu hochtourig, aber stetig rühren, bis die Creme unter 35°C abgekühlt ist.

  Wenn das Rührgefäss sich nicht mehr heiss anfühlt, darf es zum schnelleren Kaltrühren in ein kühles Wasserbad gestellt werden. *Nicht zu früh, damit keine Wachsklümpchen auskristallisieren.*

- 5 Minuten mit Haushaltpapier bedeckt stehen lassen. Mit einem Kunststoff-Kochlöffel nochmals sanft rühren, damit sich allfällige Luftblasen entfernen können.

- Am Schluss ätherische Öle, Pflanzentinkturen und evtl. zusätzliche Wirkstoffe und Konservierungsstoffe hinzufügen *Seite 21.*

### Konservierungsarten

- Bei den meisten Rezepturen habe ich die Konservierung mit Alkohol 70% angegeben. Für andere Alkoholkonzentrationen bitte die Mengenangaben beachten *Seite 20.*

  15% Pflanzentinkturen 70% oder Alkohol 70% konservieren die Cremes auf natürliche Weise.

- **Rokonsal oder Kaliumsorbat:** 1–2 Tr. pro 10 ml Creme für eine Haltbarkeit von 6–12 Wochen.

- **pH-Wert mit Milchsäure einstellen:** Ein pH-Messpapier oder -stäbchen in das fertige Produkt tauchen und sorgfältig die Säure Tropf für Tropf bis zum Erreichen des pH-Wertes von knapp unter 5,5 dazurühren.

### Weizenkeimölcreme

Glättende, reichhaltige Creme für empfindliche, anspruchsvolle Haut. Die gehaltvollen Öle wirken sich günstig auf die Spannkraft der Haut aus.

2 g Bienenwachs
5 g Lanolin anhydrid
2 g Kakaobutter
15 g Weizenkeimöl
10 g Mandelöl

20 g Orangenblütenhydrolat oder
17g und 3g Pflanzentinktur oder Alkohol 70%
½ TL Bienenhonig

3 Tr. Neroli oder Ylang-Ylang
3 Tr. Arganöl nach Wunsch

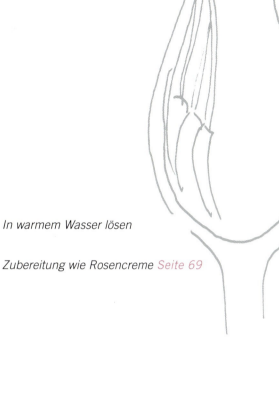

*In warmem Wasser lösen*

*Zubereitung wie Rosencreme Seite 69*

### Avocadocreme

Reiche, sehr vitaminhaltige Creme für die trockene, spröde, reife Haut

2 g Bienenwachs
5 g Lanolin anhydrid
2 g Kakaobutter
10 g Avocadoöl
5 g Mandelöl

20 g Rosenhydrolat oder
Teeaufguss mit Rosen- oder Lindenblüten, Stiefmütterchen oder Malvenblüten oder
17g und 3g Pflanzentinktur oder Alkohol 70%

4 Tr. ätherisches Öl nach Wunsch

*Zubereitung wie Rosencreme Seite 69*

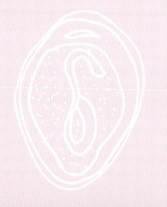

Gerne mag ich dieses unkomplizierte Rezept: Das Jojobaöl darf hier ausnahmsweise nicht durch ein anderes Pflanzenöl ersetzt werden. Jojobaöl mit Bienenwachs haben hier die emulgierende Funktion.

### Kokoscreme mit Vanille

Leichte, sahnige Creme
für normale und trockene Haut

| | |
|---|---|
| 3 g Bienenwachs | *In Becherglas in Wasserbad bis 70°C erwärmen* |
| 40 g Jojobaöl (Vanille-Ölauszug) | *Von der Herdplatte ziehen* |
| 3 g Kokosfett duftend | *In der Restwärme schmelzen* |
| Evtl. 1 Msp Guarmehl oder Xanthan\* | *Hinzufügen, auflösen lassen* |
| 40 g Rosenwasser oder Vanille-Hydrolat | *In separatem Becherglas bis 70°C erwärmen, in sanftem Strahl zur Fettphase giessen* |
| | *Ohne Unterbruch bis unter 35°C mixen* |
| 8 Tr. ätherische Öle nach Wunsch | *Darunterrühren* |
| *Konservierung:* 8 Tr. Rokonsal | *Darunterrühren* |

Für diese Rezeptur ist die Konservierung mit Pflanzentinkturen zu wenig stabil

### Holundercreme

Frische Holunderblüten schenken eine glatte, samtweiche Haut und einen herrlichen Frühsommerduft.

Anstelle von Vanille-Jojoba-Ölauszug einen «schnellen Ölauszug» mit Holunderblüten herstellen

*Dazu frische Holunderblüten eine Nacht lang in Jojobaöl ziehen lassen. Die Holunderblüten sollten einige regenfreie Tage erlebt haben.*

*Für die Wasserphase ein Hydrolat mit frischen Holunderblüten oder einen Teeaufguss zubereiten.*

### Noch reichhaltiger und stabiler erhalten Sie diese Cremes, wenn Sie

3 g Reinlecithin in Pulverform

*10 Minuten im Jojobaöl quellen lassen*

*Anschliessend verarbeiten wie oben beschrieben*

\* 1 Msp Xanthan oder Guarmehl = 0,2 g

# Grundrezept

Cremes mit Emulsan eignen sich für normale und trockene Hauttypen. Die Auswahl der Pflanzenöle und Zusatzstoffe bestimmt die Konsistenz und die besondere Wirkung.

Emulsionen mit Emulsan erscheinen nach der Herstellung oft etwas dünnflüssig. Sie dicken innerhalb zwei Tagen nach.

Mehr Emulgator und Pflanzenbutter, weniger Wasser = festere Konsistenz.

### Feuchtigkeitscreme

Für normale und trockene Haut

2–4 g Emulsan
12–16 g Pflanzenöl

2–6 g Kakao- oder Sheabutter

1 Msp Xanthan* oder Guarmehl

25–30 g Wasser oder Hydrolat**

5 Tr. ätherisches Öl

** Rezept mit Konservierung:
25 g Wasser oder Hydrolat
5 g Pflanzentinktur 70% oder
5 g Alkohol 70% oder
5–10 Tr. Rokonsal oder Kaliumsorbat

* 1 Msp Xanthan oder Guarmehl = 0,2–0,5 g

### O/W-Emulsionen

O/W-Emulsionen sind Cremes, bei denen der wässrige Teil den öligen umschliesst. Es entstehen leichte, nicht fettende Cremes, die dennoch gut pflegen.

Aus der Fülle der Möglichkeiten habe ich zwei Emulgatoren ausgewählt, die den heutigen Vorstellungen von Naturkosmetik bestens entsprechen.

**Emulsan** *Methyl Glucose Sesquistearate*

Für die Herstellung dieses Emulgators werden pflanzliche Fette und Glucose (Traubenzucker) verbunden. Emulsan ist ein sehr milder, feuchtigkeitsspendender und reichhaltiger Öl-in-Wasser-(O/W)-Emulgator.

*In 400 ml-Becherglas in Wasserbad schmelzen bis 70°C erwärmen*

*Becherglas von der Herdplatte wegnehmen Butter in der Restwärme schmelzen*

*Darunterrühren*

*In zweitem Becherglas bis 70°C erwärmen, zur Fettphase giessen, hochtourig mit dem Mixstab 1 Minute mixen, mit Kunststoff-Löffel oder Spatel kalt rühren*

*Nach dem Erkalten darunter rühren*

*pH-Wert kontrollieren und mit Milchsäure einstellen Seite 21*

### Frühlingscreme

Zarte Creme für normale und trockene Haut

3 g Emulsan
10 g Mandelöl
5 g Jojobaöl
2 g Sheabutter
1 Msp Xanthan* oder Guarmehl

21 g Gänseblümchen-Aufguss oder Wasser
4 g Gänseblümchen-Tinktur 70% oder
Alkohol 70%

4 Tr. Mimose absolue

*Zubereitung wie Feuchtigkeitscreme*

### Lavendelcreme

Feuchtigkeitsspendende Creme
für normale, trockene Haut, nach der Rasur

2–3 g Emulsan
0,5 g Cetylalkohol
8 g Jojobaöl
3 g Traubenkernöl
2 g Kokosfett
1 Msp Xanthan* oder Guarmehl

25 g Lavendelhydrolat oder Wasser
5 g Lavendel-Tinktur 70% oder Alkohol 70%

5 Tr. Lavendel fein

*Zubereitung wie Feuchtigkeitscreme*

### Storchenschnabelcreme

Reichhaltige Creme für trockene, reife Haut
auch als **Handcreme** geeignet

3 g Emulsan
1–2 g Bienenwachs (für Handcreme 3–4 g)
14 g Macadamianussöl,
evtl. mit Storchenschnabelauszug
3 g Sheabutter
1 Msp Xanthan* oder Guarmehl

25 g Storchenschnabelhydrolat oder Wasser
5 g Storchschnabel-Tinktur 70% oder
Alkohol 70%

5 Tr. Rosengeranium

*Zubereitung wie Feuchtigkeitscreme*

* 1 Msp Xanthan oder Guarmehl = 0,2–0,5 g

## Montanov ™ 68
*Cetearyl Alcohol und Cetearyl Glucoside*

Dieser rein pflanzliche **O-W-Emulgator** besteht aus Palm- oder Kokosfetten und verschiedenen Zuckerarten (Ceteryl Glucoside).

Er ist ausgezeichnet verträglich und es entstehen sahnige, leichte und dennoch sehr pflegende Cremes. Diese eignen sich für alle Hauttypen. Die Auswahl des Pflanzenöls bestimmt den besonderen Pflegeeffekt.

### Hamameliscreme

Feuchtigkeitsspende Creme
für normale und fettige Haut

2 g Montanov
3 g Traubenkernöl
3 g Jojobaöl
2 g Kokosfett oder Sheabutter

25 g Hamamelishydrolat und
5 g Vanilletinktur 70% oder
Alkohol 70%

3 Tr. Benzoe
2 Tr. Tonka
3 Tr. Nachtkerzenöl nach Wunsch

### Iriscreme mit Veilchen

Reichhaltige Creme
für normale und trockene Haut

2 g Montanov
6 g Macadamianussöl
6 g Mandelöl
3 g Sheabutter

25 g Rosenhydrolat oder Veilchen-Aufguss und 5 g Iriswurzel-Tinktur 70% oder
Alkohol 70%

3 Tr. Iris 1%
2 Tr. Rosenholz

Auch in diesen Emulgator lassen sich bestens Pflanzentinkturen einarbeiten, die zugleich als Konservierung dienen.

Andere Konservierungsmöglichkeiten sind Rokonsal und Kaliumsorbat mit Milchsäure.

Die Stabilisierung mit Xanthan oder Guarmehl ist mit diesem Emulgator nicht nötig.

*Zubereitung wie Feuchtigkeitscreme Seite 73*

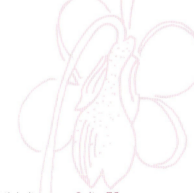

*Zubereitung wie Feuchtigkeitscreme Seite 73*

# Besondere Gesichtspflege

Dampfbäder, Packungen und Masken gehören zu einem Verwöhn-Wochenende oder einer Wellness-Zeremonie. Wenn es draussen stürmt, regnet oder schneit, ist es herrlich sich selbst zu Hause mit warmen Kräuterdämpfen, Masken, einem wohlig-duftenden Bad und sinnlichen Düften zu verwöhnen. Noch schöner kann dies mit einer Freundin oder dem Partner sein. Vielleicht passt auch eine wohltuende Massage bei Kerzenlicht und sanfter Musik zum Wohlfühl-Tag.
*Siehe auch «Pflegen und Verwöhnen» Seite 123*

**Dampfbäder und Kompressen**

Die feuchte Wärme eines Kräuter-Dampfbades durchblutet, klärt und reinigt die Haut porentief. Schmutz und Hautschuppen werden ausgeschwemmt, der Talgabfluss wird erleichtert. Die Düfte der gewählten Kräuter schenken Wohlbefinden, lassen uns tiefer atmen und entspannen.

Nebenbei wirken Dampfbäder mit Thymian, Salbei, Minze oder Kamille auf die Stirnhöhlen, die Atmungsorgane und den Rachenraum. Bei Erkältungen haben sie sich schon oft bewährt. Dampfbäder sind auch die ideale Vorbereitung für eine anschliessende Maske oder eine Packung.

*Zubereitung: Etwa 2 Liter Wasser aufkochen. Eine Handvoll getrocknete oder frische Kräuter in eine Schüssel geben und mit dem siedenden Wasser übergiessen. Das Gesicht über die dampfende Schüssel halten, dabei tief einatmen. Ein Frottéetuch über Kopf und Schüssel ausbreiten, damit der Dampf nicht zu schnell entweichen kann.*

**Wie lange darf ein Gesichtsdampfbad genossen werden?**

**Welche Kräuter eignen sich für welchen Hauttyp?**

- **Normale Haut:** ca. 5 Minuten, heiss. Lavendel, Rosen, Lindenblüten
- **Trockene Haut:** ca. 2–3 Minuten, feuchtwarm. Malven, Ringelblumen, Fenchel
- **Fette, unreine Haut:** 8–10 Minuten, heiss. Thymian, Salbei, Minze, Kamille, Rosmarin

Sehr schön ist es auch, die Kräuter der Jahreszeiten zu geniessen. **Im Frühling** können dies Gänseblümchen, Veilchen, Spitzwegerich, Schlüsselblumen oder Huflattichblüten sein. **Im Sommer** bieten sich duftende Rosen- oder Lavendelblüten an. In der **Herbst- oder Winterzeit** finden Sie vielleicht einen Weisstannenzweig oder Sie geniessen die getrockneten Kräutervorräte.

**Kompressen** sind weiche Tücher (Frottée-Gesichtstücher, Mousseline oder Gazewindeln), die in warmes oder kühles Wasser oder Kräutertee getaucht und leicht ausgewrungen auf das Gesicht gelegt werden können. Sie sind auch eine gute Möglichkeit, rutschige Packungen zu fixieren. Erstarrende Masken wie die Tonerde-Maske trocknen durch die Kompresse die Haut nicht zu sehr aus.

Kompressen eignen sich auch gut zum Entfernen der Masken. Kühle Kompressen erfrischen erhitzte Haut. Bei Couperose-Haut nur lauwarme Kompressen anwenden.

# Peelings

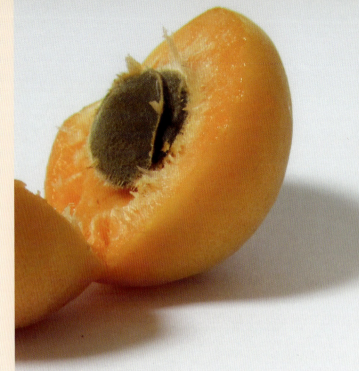

**Wellness** = besonderer Zustand von Wohlbefinden und Zufriedenheit

### Zitronen-Peeling

Sanftes, erfrischendes Peeling für das Gesicht

1 TL Mandelkleie oder Hafermehl
1 geriebene Zitronenschale

1 EL Holunder- oder Hamamelishydrolat oder Milch

*Alles miteinander mischen*

*Zufügen, zu streichfähigem Brei verrühren*

*Mit einem Bäckerpinsel auf Gesicht und Dekolleté auftragen, antrocknen lassen*

*Mit warmem Kräutertee oder Wasser durch kreisende Bewegungen abwaschen*

### Peelingcreme
### mit Seesand oder Kernengranulat

Stellen Sie zuerst eine leichte Emulsion her
*Kokoscreme oder Lavendelcreme, S. 72, 74*

Seesand oder Aprikosensteingranulat
$1/10$ des Gesamtgewichts ist:
Bei der Kokoscreme 8–9 g
Bei der Lavendelcreme 5–6 g

*Wenn die Creme unter 30°C abgekühlt ist, rühren Sie einen Zehntel des Gesamtgewichts der Creme an Seesand oder Aprikosensteingranulat darunter.*

Geglühter, gereinigter Seesand hat eine relativ milde Peelingwirkung.

Aprikosen- oder Mandelsteingranulat hat eine intensive Peelingwirkung und eignet sich nur für eine robuste Haut.

*Mit kreisenden Bewegungen auf das Gesicht auftragen. Mit lauwarmem Wasser abspülen.*

# Packungen und Masken

**Packungen** erfrischen, beleben, reinigen die Haut und können mit entsprechenden Zutaten entzündungshemmend wirken. Sie werden aus feuchtigkeitsspendenden Materialien, die meist schon in der Küche vorhanden sind (Honig und Quark, Ei, Früchte, Kartoffeln) hergestellt. Die cremig-wässrigen Zutaten spenden der Haut Feuchtigkeit und lassen sie für eine Weile prall erscheinen.

Bereits das reichliche Aufragen einer fetten Creme oder weicher Sheabutter, mit zerdrückten Früchten oder Honig verrührt, ist eine gute Idee. Die cremigen Packungen bleiben auf der Haut weich und geschmeidig und trocknen nicht oder nur wenig an. Nach einer Einwirkungszeit von ca. 15 Minuten lassen sie sich mit einem feuchten Tuch entfernen.

**Masken** trocknen auf der Haut und überziehen sie mit einem filmartigen Mantel. Sie wirken stark durchblutungsfördernd und straffen die Haut. Je nach Zutaten können Masken auch eine belebende, beruhigende oder reinigende Wirkung haben. Masken mit Tonerde straffen die Haut besonders stark und eignen sich vor allem bei fetter, schlecht durchbluteter Haut und Aknehaut. Die austrocknende Wirkung kann durch das Auflegen einer feuchten Kräuterkompresse gemildert werden.

*Zuerst reinigen Sie das Gesicht mit einer Reinigungsmilch oder mit einem anderen Reinigungsmittel Ihrer Wahl. Am schönsten ist die Tiefenreinigung mit einem Kräuterdampfbad Seite 76. Tragen Sie nun die angerührte Packung oder Maske mit einem Haushaltpinsel (Bäckerpinsel) auf Gesicht, Hals und Décolleté auf. Die Augenpartie sparen Sie aus.*

*Legen Sie sich bequem 15 Minuten hin oder geniessen Sie die Packung oder Maske am besten in der Badewanne.*

*Zum Verwöhnen der Augen können Sie zwei Wattebäusche in die Flüssigkeit des Kräutergesichts-Dampfbades tauchen oder Sie bereiten sich eine spezielle Augenkompresse zu. Seite 82*

*Die Maske wird mit einem Tuch aufgeweicht, das Sie in warmes Wasser oder das Dampfbad-Wasser tauchen. Ohne zerren und reiben kann sie dann abgenommen werden.*

# Packungen

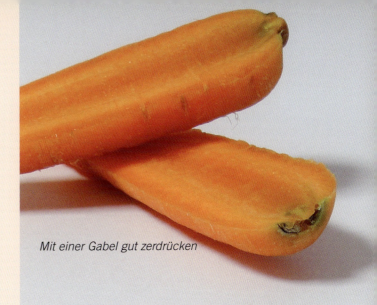

**Avocadopackung**
Glättend und beruhigend
für trockene, gereizte Haut

1 EL weiche Avocado                    *Mit einer Gabel gut zerdrücken*

Einige Tr. Zitronensaft
1 TL Sauerrahm
1 TL flüssiger Honig
Nach Wunsch 1 Tr. Neroli               *Alle Zutaten gut verrühren*


**Kartoffelpackung**
Belebend, erfrischend, pflegend, entgiftend
für trockene und spröde Haut

1 mittelgrosse Kartoffel               *Weich gekocht, möglichst heiss in einem*
                                       *Haushalttuch gut zerdrücken*

1 Eigelb
1 knapper EL Rahm (Sahne)
Nach Wunsch 1 Tr. Lavendel fein
oder Rosengeranie                      *Alles zu einem Brei vermischen,*
                                       *evtl. nochmals in einem Wasserbad erwärmen,*
                                       *so warm wie möglich auftragen.*

Eine warme Kompresse (Gazetuch, in Kräutersud getaucht) verhindert das Abrutschen der Packung. Bei Couperose-Haut nur lauwarme Anwendung.


**Karottenpackung**

1 Eigelb
wenig Sonnenblumenöl                   *Zu einer Mayonnaise verrühren*

1–2 TL Karottensaft
1 Tr. Karottensamenöl
oder:                                  *Darunterrühren*
1 Karotte, weich gekocht, zerdrückt
wenig Weizenkeimöl                     *Darunterrühren*

1 Tr. Karottensamen- und Rosengeraniumöl   *Darunterrühren*

### Leinsamen-Packung

Bei rauer, entzündeter Haut
feuchtigkeitsspendend

2 EL Leinsamen, geschrotet

100 ml Teeaufguss mit Gänseblümchen

*Heiss über die Leinsamen giessen*
*15 Minuten quellen lassen*

Die Schleimstoffe der Leinsamen macht die Haut sehr weich. Diese Packung könnte auch bei Neurodermitis hilfreich sein.

### Honig-Hafer-Packung

Kühlend, feuchtigkeitsspendend
Für normale Haut oder Mischhaut

1 EL Sauerrahm
1 TL flüssiger Honig
Feine Haferflocken oder Hafermehl

*Alle Zutaten zu dickflüssigem Brei vermischen*

### Rosenblüten-Maske

Wohltuend, entspannend für jeden Hauttyp

1–2 EL Rosenblütentee oder Rosenhydrolat
1 EL ganz fein geriebene Mandeln, Hafermehl oder Mandelmus
1 TL flüssiger Honig
Nach Wunsch 1 Tr. Rosenöl bulgarisch

*Alle Zutaten zu streichfähigem Brei verrühren*

### Eiweiss-Maske mit Früchten

Straffend, reinigend, erfrischend
Für Mischhaut und fettige Haut

1 Eiweiss

1/2 Pfirsich, Aprikose oder Pflaume

1 TL Honig

*Zu Schnee schlagen*
*Die weichen Früchte zu Brei zerdrücken*
*Alle Zutaten vorsichtig vermischen*

### Apfel-Zitronen-Packung

Hautklärend, befeuchtend, sehr erfrischend
für Mischhaut und fettige Haut

| | |
|---|---|
| 1 halber Apfel | *Auf einer Raffel reiben* |
| 1 TL Zitronensaft | |
| 2 TL Honig | *Darunterrühren* |
| Hafermehl | *Falls zu flüssig, damit andicken* |

### Gurken-Packung mit Minze

Kühlend, sehr erfrischend
Sehr wohltuend bei Sonnenbrand

| | |
|---|---|
| 2 EL Naturjoghurt | |
| 1 Zweig Pfefferminze | *Die Minze im Joghurt einige Stunden ziehen lassen* |
| 2 EL Salatgurke | *Raffeln, darunter ziehen* |
| | *Mit einem feuchten Tuch (Kompresse) abgedeckt 15 Minuten wirken lassen* |

### Heilerde-Maske mit Kapuzinerkresse

Klärend und entzündungshemmend
bei Hautunreinheiten

| | |
|---|---|
| 2 EL grüne Heilerde | |
| 2 TL flüssiger Honig | |
| 2–3 EL Kapuzinerkresse-Teeaufguss aus frischen Blüten | *Alle Zutaten mischen* |

Diese Maske kann auch mit Stiefmütterchen, Ringelblumen, Kamillen- oder Thymiantee hergestellt werden.

*Für eine mildere Wirkung die Haut mit einem in Kapuzinerkresse-Tee getränkten Tuch bedecken.*

### Bananen-Packung mit Quark

Erfrischend, belebend, glättend
Für spröde, welke Haut

| | |
|---|---|
| 3 cm Banane | *Mit einer Gabel gut zerdrücken* |
| 1 TL flüssiger Honig | |
| 1 EL Quark | |
| 2 TL Rahm | *Alle Zutaten verrühren* |

# Augenpflege

Müde und überanstrengte Augen sind vor allem die Folgen von viel Arbeit am Computer. Durch den starren Blick auf den Bildschirm sind die Augenbewegungen und der natürliche Lidschlag reduziert. Dies führt zu geröteten, brennenden Augen und zu Nacken-, Schulter- und Rückenverspannungen. Nebst körperlichen Entspannungsübungen helfen Pausen für die Augen:

- Augen kurz schliessen und gut durchatmen
- Hände durch Reiben erwärmen, zu kleinen Höhlen geformt über die Augen legen. Dunkelheit und Wärme regeneriert die Augen.
- Wenn möglich hinlegen und ein Augenkissen aus Seide, mit Hirse gefüllt, auf die Augen legen
- Besonders wohltuend sind auch Teekompressen mit Fenchel und Augentrost
- Essen Sie farbige Früchte und Gemüse wie Aprikosen, Pflaumen, Heidelbeeren, Mango, Sanddorn, Karotten, Spinat und Kürbis. Diese stärken das Sehvermögen, schützen die Augen und beugen Augenerkrankungen vor.

### Augenkompresse

Geniessen Sie die Augenkompresse während eines entspannenden Bades, vielleicht auch mit einer Maske auf dem Gesicht. Oder legen Sie sich einfach gemütlich hin und lauschen Sie schöne Musik.

1 TL getrocknete oder 1 EL frische Kräuter
Augentrost, Fenchel, Kornblumen, Holunder, Rosen- oder Malvenblüten und Petersilie

100 ml Wasser *aufkochen, über die Kräuter giessen, 10 Minuten ziehen lassen und filtrieren.*

*Wattepads oder ein sauberes Tüchlein in den Tee tauchen, leicht ausgedrückt auf die Augen legen.*

Für eine noch einfachere, schnelle Variante *tauchen Sie zwei Teebeutelchen (Schwarz-, oder Grüntee, Fenchel) in abgekochtes Wasser, lassen Sie diese etwas abkühlen und legen Sie die Beutelchen auf die Augen.*

*Oder Sie besprühen Wattepads mit Rosenhydrolat.*

*Auch die berühmten Gurkenscheiben und die weniger bekannten Kartoffeln, in dünne Scheibchen geschnitten, sind eine erfrischende Wohltat für müde Augen.*

### Augengel, Augenöl und Augenbalsam

Lachfalten sind sympathisch. Weil die zarte Haut um die Augen besonders dünn und empfindlich ist, benötigt sie manchmal eine spezielle Pflege. Diese Pflegeprodukte sollten Sie nicht mit spreitenden Ölen wie Kokosöl und auch ohne ätherische Öle zubereiten.

Geeignet sind Jojoba- oder Traubenkernöl und die «besonderen Kostbarkeiten» *Seite 42*

# Augen

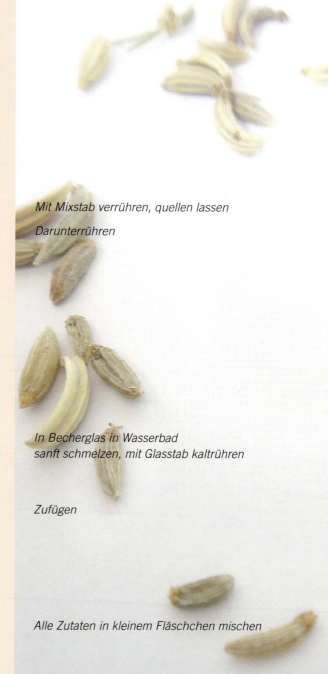

### Augengel
Kühlendes, nicht fettendes Gel
für die Sommerzeit

20 ml Rosenhydrolat oder Espressohydrolat
mit Kornblumen oder Fenchel
0,2 g Xanthan

*Mit Mixstab verrühren, quellen lassen*

5 ml Jojobaöl

*Darunterrühren*

Dieses Gel stelle ich bewusst unkonserviert her, damit die sehr empfindliche Augenpartie nicht gereizt werden kann.

Im Kühlschrank aufbewahrt, etwa 1 Woche haltbar

### Augenbalsam
Reichhaltige Pflege
für die trockene, empfindliche Augenpartie

3 g Traubenkernöl evtl. mit Fenchelauszug
2 g Jojobaöl
10 g Sheabutter

*In Becherglas in Wasserbad sanft schmelzen, mit Glasstab kaltrühren*

3 Tr. Nachtkerzen-, Argan-,
Granatapfelsamen- oder Wildrosenöl

*Zufügen*

### Augenöl
3 g Weizenkeimöl
2 g Jojobaöl
3 Tr. Nachtkerzen-, Argan-, Granatapfelsamen- oder Wildrosenöl

*Alle Zutaten in kleinem Fläschchen mischen*

Diese Produkte sind eine wunderbare Pflege für die trockene, empfindliche Augenpartie. Weil sie kein Wasser enthalten, sind sie problemlos 3 Monate haltbar.

# Lippenpflege

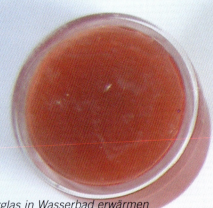

### Lippenbalsam

Pflegender Balsam, idealer Kälteschutz für trockene, spröde, rissige Lippen vorbeugend und lindernd, auch bei Herpes

7 g Jojobaöl

3 g Bienenwachs

5 g Sheabutter

1 Msp Honig

1 Tr. Melissenöl 100%

*In Becherglas in Wasserbad erwärmen*

*Schmelzen*

*In der Restwärme schmelzen*

*Darin auflösen*
*Mit Glasstab oder Kunststoff-Kelle kaltrühren*

*Darunterrühren, in Cremetöpfchen füllen*

### Lippenglanz, Lipgloss

1 g Carnaubawachs
1 g Bienenwachs
10 g Mandelöl
oder Alkanna-Mandelölauszug*
20 g Rizinusöl

*Oder alternativ zu Alkanna:*
1 Msp Perlglanz-Pigment
oder ein kleines Stück Lippenstiftrest

3 Tr. Melisse 10% oder 100% oder
3 Tr. Bienenwaben oder Tolubalsam

Diese Rezeptur ergibt drei Lipgloss-Döschen

*In Becherglas schmelzen*

*In der warmen Schmelze auflösen*

*Je 1 Tr. direkt in die 3 Döschen tropfen*
*mit der Wachs-Öl-Mischung aufgiessen*
*Erst nach dem Festwerden verschliessen*

*Tragen Sie dieses Lipgloss mit den*
*Fingerspitzen oder einem Lippenpinsel auf.*

### Alkanna*-Mandelölauszug

2–3 TL Alkanna-Wurzelstücke
100 ml Mandelöl

oder schnellen Ölauszug herstellen Seite 29

\* Alkanna = Farbstoff
Erklärung im Anhang Seite 192

*In ein Schraubglas 100 ml geben*
*mit dem Öl auffüllen, an einem warmen Ort*
*1–3 Wochen ziehen lassen*

# Lipgloss

### Flüssiges Lipgloss

5 ml Rizinusöl
5 ml Alkanna-Mandelölauszug
oder nur 10 ml Rizinusöl,
ohne Alkanna = ohne Farbstoff

1–2 Tr. ätherisches Öl

### Lippenpommade-Stift

Dieser Stift pflegt raue, spröde Lippen
schützt bei Wind und Sonneneinwirkung

2,5 g Carnaubawachs
4 g Bienenwachs
2,5 g Sheabutter

10 g Rizinusöl
10 g Jojoba-Melissenölauszug

3 Tr. Melissenöl 10–100%

*Diese Rezeptur reicht für drei Pommadenstift-Hülsen*

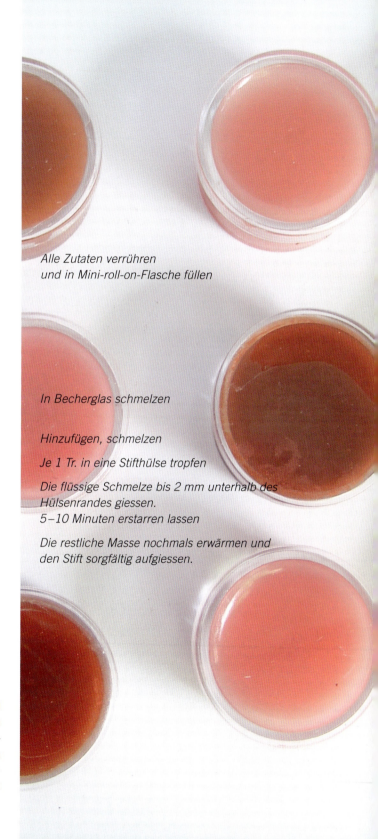

*Alle Zutaten verrühren
und in Mini-roll-on-Flasche füllen*

*In Becherglas schmelzen*

*Hinzufügen, schmelzen*

*Je 1 Tr. in eine Stifthülse tropfen*

*Die flüssige Schmelze bis 2 mm unterhalb des
Hülsenrandes giessen.
5–10 Minuten erstarren lassen*

*Die restliche Masse nochmals erwärmen und
den Stift sorgfältig aufgiessen.*

Das seidig schimmernde Lipgloss pflegt und schützt. Je nach Farbpigment zaubert es einen sanften Farbton auf die Lippen. Dieses Produkt begeistert die meisten weiblichen Wesen – irgendwie scheint das «sich Verschönern» mit einem Hauch Farbe in unseren Genen zu liegen...

# Mund- und Zahnpflege

Frischer Atem und gesunde Zähne schenken ein gutes Lebensgefühl. Bevor die Zahnbürste erfunden wurde, massierte man sich die Zähne und das Zahnfleisch mit einem um den Zeigefinger gewickelten Salbeiblatt. Ein Salbeiblatt ist auch sehr wirkungsvoll bei Aphten.

Mit Salbeitee zum Gurgeln bei Halsentzündungen und Schluckweh haben Sie bestimmt auch schon Erfahrungen gemacht.

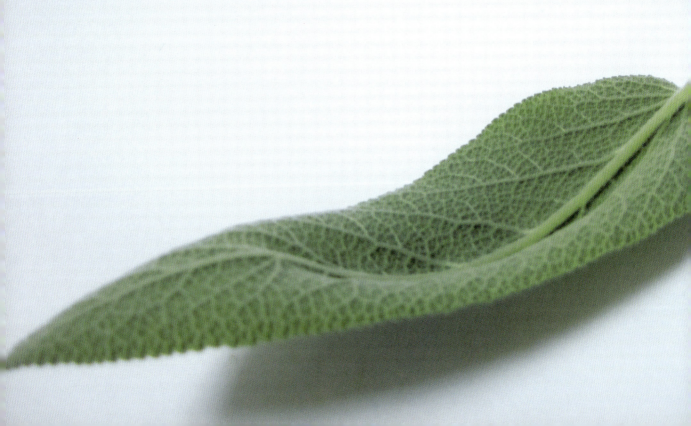

## Zahnpulver

10 g Salbei
10 g Pfefferminze
30 g Schlämmkreide
20 g Milchzucker
1 TL feines Meersalz

*Getrocknet, in der Kräutermühle oder im Mörser pulverisieren*

*Alle Zutaten vermischen, in Dose abfüllen*

Das Zahnpulver schäumt nicht, hat aber eine sehr gute Wirkung. Salbei stärkt das Zahnfleisch und desinfiziert den Mundraum; Pfefferminze wirkt sehr erfrischend.

*Zum Zähneputzen die Zahnbürste mit wenig Wasser befeuchten und kurz in die Pulvermischung drücken.*

## Zahngel

Sehr mildes Zahngel, das empfindliches Zahnfleisch bestimmt nicht reizt

5 ml Salbei- oder Pfefferminztinktur 70%
½ TL Xanthan*

*In der Tinktur lösen*

10 Tr. ätherische Öle
Orange, Zitrone, Manuka, arabische Minze

6 g Glycerin

*Darunterrühren*

½ TL (1g) Kokosbetain

*Darunterrühren*

50 ml gereinigtes Wasser oder Pfefferminz- oder Salbeihydrolat

*Darunterrühren*

0,5 g Kaolin nach Wunsch

*Darunterrühren*

1 Tr. Stevia flüssig oder wenig pulverisiertes Kraut

*Zum Süssen, nach Wunsch darunter rühren*

\* ½ TL Xanthan = 0,5 g

## Mundspülung mit Apfelessig

1 kleines Glas Wasser
1 EL Apfelessig

## Mundwasser mit Pflanzentinktur

1 kleines Glas Wasser oder Kräutertee
10 Tr. Pflanzentinktur

Reinigen Mund- und Rachenraum, hemmen Entzündungen, stärken das Zahnfleisch und wirken Zahnfleischschwund und Zahnstein entgegen.

**Anwendung der Pflanzentinkturen**
Bei entzündetem Zahnfleisch
Salbei, Kamille, Ringelblumen
Bei Zahnfleischbluten Hirtentäschel, Myrrhe
Für frischen Atem Pfefferminze

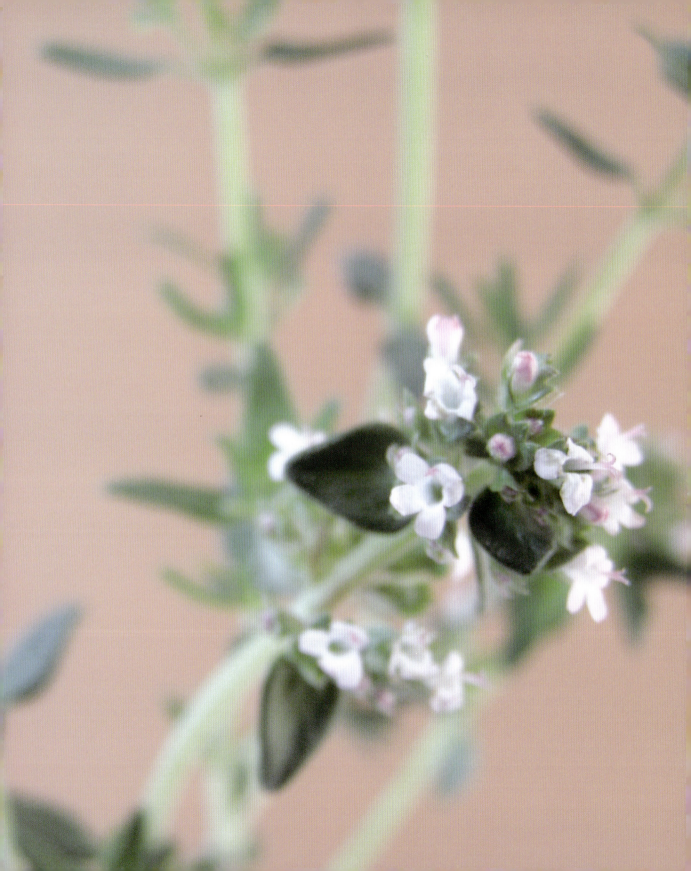

# Pflege für die jugendliche Haut

Selten erlebt ein junger Mensch die «Teenie-Jahre» zwischen 13 und 20 ganz ohne Hautprobleme. Das Auf und Ab der Hormone beeinflusst die Haut in dieser Zeit besonders heftig. Stimmungen und Gefühle schwanken zwischen himmelhochjauchzend und zu Tode betrübt.

Die hormonelle Umstellung des Organismus und die Entwicklung der Persönlichkeit bringen viele Veränderungen und damit auch Verunsicherung mit sich. Unreine Haut als sichtbares Zeichen dieser Veränderungen kann das psychische Gleichgewicht zusätzlich noch stören und für die Betroffenen zu einem grossen Problem werden. Bei sehr starker Akne ist es empfehlenswert eine Fachperson aufzusuchen, die wenn möglich mit naturnahen Mitteln arbeitet.

Oft treten Pickel genau dann auf, wenn sie am meisten stören und bereits das ganze Leben turbulent ist... Und seltsamerweise verschwinden sie manchmal ganz plötzlich wieder, wenn auch sonst alles ruhiger und ausgeglichener ist. Damit ist nicht gemeint «beachten Sie die Pickel nicht, sie verschwinden schon wieder...». Im Gegenteil: Akneprobleme sollten auch von den Eltern wahrgenommen werden. Ich erinnere mich, wie gut es mir tat, als mir meine Mutter «einfach so» ein Gesichtswasser für meine Pickelhaut schenkte.

### Wie entstehen Pickel und Mitesser?
Durch die Überproduktion der Talgdrüsen kommt es zu einer Ansammlung von Hornschuppen und Fett. Die Ausführungsgänge der Talgdrüsen verstopfen, die Poren erweitern sich und es bilden sich Mitesser. Durch Oxidation des im Talg enthalten Farbstoffes Melanin färben sich die Mitesser an der Luft schwarz. Einwandernde Keime verursachen Entzündungen, zum Beispiel beim Ausdrücken von Mitessern – Pickel, Pusteln oder Akne sind die Folge.

Je mehr die Fettproduktion mit Entfetten und Peelen gedämmt wird, umso heftiger versucht die Haut den Fetthaushalt wieder auszugleichen und produziert noch mehr Fett. Es lohnt sich also nicht, in diesen Teufelskreis einzusteigen. Einen Trost vorweg: Fettige Haut in der Jugend entwickelt sich häufig zu einer schönen Haut in späteren Jahren.

Die Verdauung ist bei Akneproblemen wichtig. Deshalb ist eine gesunde, ausgewogene Ernährung in dieser Zeit besonders sinnvoll, also nicht nur Süsses oder Salziges, statt dessen viel Obst, Gemüse und Vollkornprodukte essen.

### Die wichtigsten Pflanzen für die Pflege von fettiger Haut, Mitessern und Pickeln
Salbei, Thymian, Lavendel, Rosmarin, Huflattich, Gundelrebe, Kapuzinerkresse, Spitzwegerich, Gänseblümchen, Storchenschnabel.

Ätherische Öle wie Lavendel, Palmarosa, milder Thymian (linalool oder geraniol), Benzoe, Rosmarin, Pfefferminze, Manuka, Bergamotte und Kamille römisch wirken entzündungshemmend, desinfizierend und entspannen die Haut und das Gemüt.

# Hautreinigung

**Waschgel mit Lavendel**

Sehr mildes Waschgel
für die Reinigung von fettiger Haut

| | |
|---|---|
| 5 g Lavendel-Tinktur oder Alkohol 70%<br>1 Msp Xanthan* | *In der Tinktur lösen* |
| 5 Tr. ätherisches Öl Lavendel fein<br>5 g Glycerin | *Darunterrühren, einen Moment quellen lassen* |
| 10 g Kokosbetain | *Darunterrühren* |
| 40–50 g Lavendelhydrolat, Teeaufguss oder gereinigtes Wasser | *Darunterrühren* |
| 1 TL Pflanzenöl | *Nach Wunsch darunterrühren* |

Haltbarkeit: 4–8 Wochen

*Das Waschgel in der Hand aufschäumen und auf das feuchte Gesicht auftragen. Mit kreisenden Bewegungen sanft massieren und mit lauwarmem Wasser abspülen.*

Für die Reinigung von empfindlicher Mischhaut (T-Zone = trockene Wangen, fette Stirn-, Kinn- und Nasenpartie) eignet sich die Reinigung mit Lavendel-Reinigungscreme *Seite 57*.

**Eine weitere gute und günstige Möglichkeit:**

Buttermilch mit einem Wattepad aufgetragen, reinigt und erfrischt wunderbar fette Haut und Mischhaut.

Durch den leicht sauren pH-Wert reguliert sie den Säureschutzmantel der Haut.

Schönheit

Soviel Liebe in dir wächst,
soviel wächst die Schönheit in dir.
Denn die Liebe
ist die Schönheit der Seele.

*Aurelius Augustinus*

\* 1 Msp Xanthan = 0,5 g

Gesichtswässer mit entzündungshemmenden Pflanzen haben eine sehr gute Wirkung auf die Talgdrüsenüberfunktion der Haut.

### Gundelreben-Gesichtswasser

Mildert Entzündungen
Bei unreiner Haut, Pickeln und Mitessern

100 ml gereinigtes, abgekochtes Wasser oder Hamamelishydrolat
1 EL Gundelrebenblätter und -blüten

20 ml Gundelrebentinktur 70%
10 Tr. ätherische Öle (Palmarosa, Benzoe)
Evtl. 1 EL Apfelessig

Die auf den Seiten 58–61 beschriebenen Gesichtswässer eignen sich ebenfalls sehr gut für fettige Haut und Pickel.

*Das Kraut eine Nacht im Wasser ziehen lassen, anderntags durch Filterpapier abfiltern.*

*Daruntermischen, in Flasche abfüllen, gut schütteln*

*Mit Wattepad auf die unreinen Hautstellen auftragen*

### Feuchtigkeits-Lotion

Feuchtigkeitsspende Pflege
für unreine Haut

10 ml Gundelreben-Tinktur 70% oder Alkohol 70%
5 Tr. Rosengeranium

20 ml Gundelreben-Ölauszug
mit Traubenkern- oder Jojobaöl
20 ml Gundelreben-Teeaufguss
oder Lavendelhydrolat

Die Lotion kann auch mit anderen Pflanzen nach Wunsch zubereitet werden.

*In der Tinktur lösen*

*Alles mischen, in Sprühflasche füllen
Vor Gebrauch gut schütteln*

Haltbarkeit: 4–12 Wochen

### Hamamelis–Tagescreme

Feuchtigkeitsspendende, nicht fettende Creme

8 g Jojobaöl
2 g Montanov
0,5 g Cetylalkohol* nach Wunsch

2 g Kokosfett oder Sheabutter

30 g Hamamelishydrolat

4–8 Tr. ätherische Öle, z. B.
2 Tr. Rosengeranium, 1 Tr. Lavendel fein,
1 Tr. römische Kamille

*Konservierung:*
25 g Wasser und 5 g Lavendeltinktur 70%
oder 4–8 Tr. Rokonsal oder Kaliumsorbat

\* Cetylalkohol hat eine mattierende Wirkung bei fettender Haut

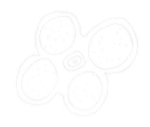

*In Becherglas in Wasserbad erwärmen*

*In der Schmelze auflösen*

*Im Becherglas bis 70°C erwärmen, zur Fettphase giessen, kräftig mixen, sanft kaltrühren*

*Darunterrühren*

*Darunterrühren*

*pH-Wert kontrollieren und evtl. mit Milchsäure einstellen siehe Seite 21*

---

Müssen Pickel ausgedrückt werden, bereiten Sie die Haut mit einem Dampfbad vor, damit sich die Poren öffnen können!

### Gesichts-Dampfbad mit frischen Heilpflanzen

1 Handvoll frische
Kapuzinerkresseblüten und -blätter,
Gänseblümchen und Stiefmütterchen

1–2 l Wasser

**Pickel ausdrücken**

- Umwickeln Sie die Zeigefinger mit einem sauberen Kosmetiktuch und drücken Sie den Pickel sorgfältig von unten heraus.

- Desinfizieren Sie den Pickel mit einem der oben erwähnten Gesichtswässer und tragen Sie die Pickelpaste auf.

- Nicht an entzündeten Pickeln herumdrücken – sie werden dadurch schlimmer.

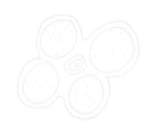

*In eine Schüssel geben*

*Aufkochen und die Kräuter übergiessen*

*Den Kopf mit einem Frottéetuch zeltartig bedecken, das Gesicht über die dampfende Schüssel beugen und den warmen Dampf 5–10 Minuten geniessen.*

Das Dampfbad lässt sich auch gut mit getrockneten Kräutern zubereiten: Thymian, Rosmarin, Pfefferminze, Salbei und Kamille eignen sich sehr gut.

### Tonerde-Maske mit Kapuzinerkresse

Tonerde, auch Heilerde genannt, hat eine reinigende und entzündungshemmende Wirkung auf die Haut. Anwendungen mit Tonerde können manchmal zu einer Erstverschlimmerung führen. Dies zeigt aber, dass die Reinigung in Gang kommt.

2 EL Heilerde
100 ml Teeaufguss mit Kapuzinerkresse (frische Blüten)
2–3 EL davon für die Maske
1 TL flüssiger Waldhonig

Diese Maske kann sehr gut auch mit Schwarz- oder Grüntee zubereitet werden.

**Variante:** Pulverisieren Sie Kräuter wie Salbei, Kamille, Thymian oder Lavendel und mischen Sie 1 EL davon zur Tonerde.

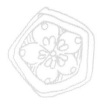

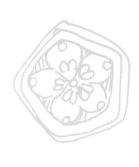

*Alles mischen, mit einem Bäckerpinsel auf das Gesicht und eventuell auch auf Rücken und Dekolleté auftragen*

*Eine feuchte Kompresse verhindert das zu starke Antrocknen (Baumwolltuch in den restlichen Tee tauchen, auf die Maske legen).*

*Mit der feuchten Kompresse wird die Maske nach 10–15 Min abgenommen.*

*Mit warmem Wasser, Kräutertee oder Milch wie oben beschrieben vermischen und auftragen. Ein Peeling-Effekt ensteht durch sanfte Massage mit kreisenden Bewegungen.*

### Bierhefe-Maske

Reguliert die Talgdrüsensekretion und reinigt verstopfte Poren

1–2 EL Bierhefeflocken
Warmes Wasser oder Kräutertee

1 TL Honig

Bierhefe in Flockenform sollten Sie bei Akne auch innerlich anwenden:
2 EL Hefe täglich über die Speisen streuen z.B. über Müesli, Salate, Suppen

Bierhefe ist reich an Vitamin B1, Mineralstoffen und Proteinen.

*Zu streichfähigem Brei verrühren*

*Hinzufügen*

*Mit einem Bäckerpinsel auf die Haut auftragen
15 Minuten wirken lassen
dann lauwarm abwaschen*

### Pickel-Tupfer

Zum Desinfizieren von Mitessern und Pickeln
Zur Vorbeugung von Entzündungen

2,5 ml Lavendel fein
2 ml Manuka
0,5 ml Palmarosa

*In Tropffläschchen füllen
Mit Wattestäbchen auf die Pickel tupfen*

### Zink-Pickelpaste

Diese Paste hat entzündungshemmende Wirkung und deckt lokal Hautunreinheiten und Pickel ab.

1 TL Zinkoxid
Je ½ TL rote und weisse Tonerde

1 TL Salbei- oder Kamillen-Tinktur

1–2 Tr. ätherisches Öl
z.B. Manuka-, Teebaum-, Palmarosaöl
1–2 Tr. Nachtkerzenöl

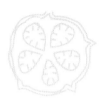

*Vermischen*

*Zu einer Paste mischen*

*Darunterrühren*

*In gut verschlossenem Glastöpfchen aufbewahren*

*Falls die Paste zu trocken wird, etwas Salbei-Tinktur zufügen*

### Teemischung für Aknehaut

10 g Stiefmütterchen
10 g Storchenschnabel
10 g Frauenmantel
10 g Brennesseln
10 g Gundelrebe
10 g Ringelblumen oder Kamillenblüten
10 g Rosenblüten

1 Teelöffel dieser Kräutermischung

Dieser Tee eignet sich auch als Gesichtswasser oder als Kompresse bei unreiner Haut und Akne.

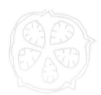

*Zusammenmischen*

*Mit 1 Tasse (250 ml) siedendem Wasser übergiessen, 5 Minuten ziehen lassen*

*Während 4–8 Wochen dreimal täglich eine Tasse lauwarmen Tee trinken*

Diese Teemischung aktiviert den Stoffwechsel durch Brennesseln, Gundelrebe und Storchenschnabel.

Ringelblumen oder Kamille haben eine entzündungshemmende Wirkung.

Frauenmantel reguliert auf sanfte Weise das Hormonsystem und die Rosenblüten beduften und erfreuen.

Aus denselben Pflanzen können auch Tinkturen für den innerlichen Gebrauch hergestellt werden z.B. mit Wodka.

*Siehe Tinkturen Seite 25*

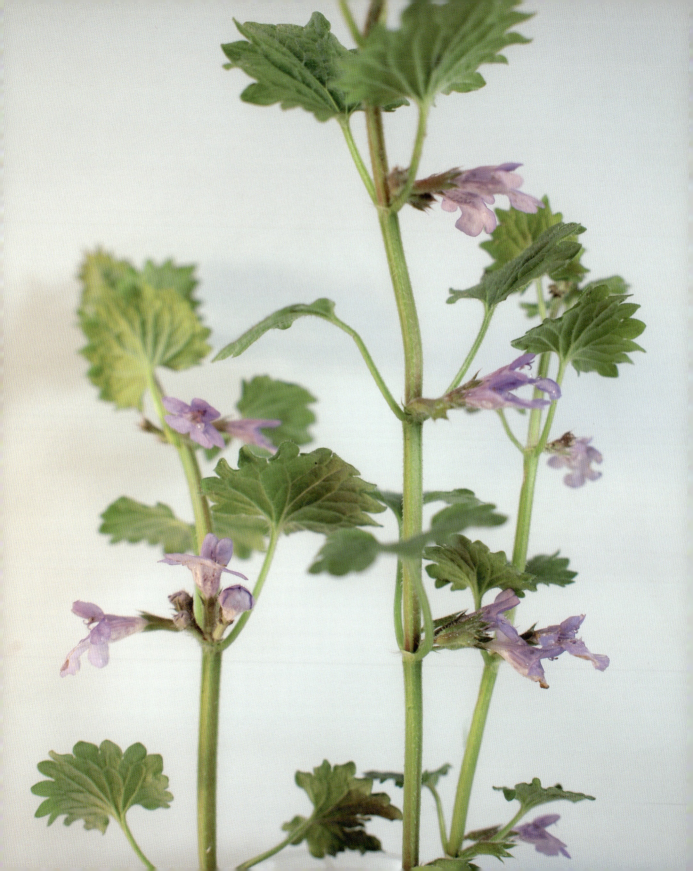

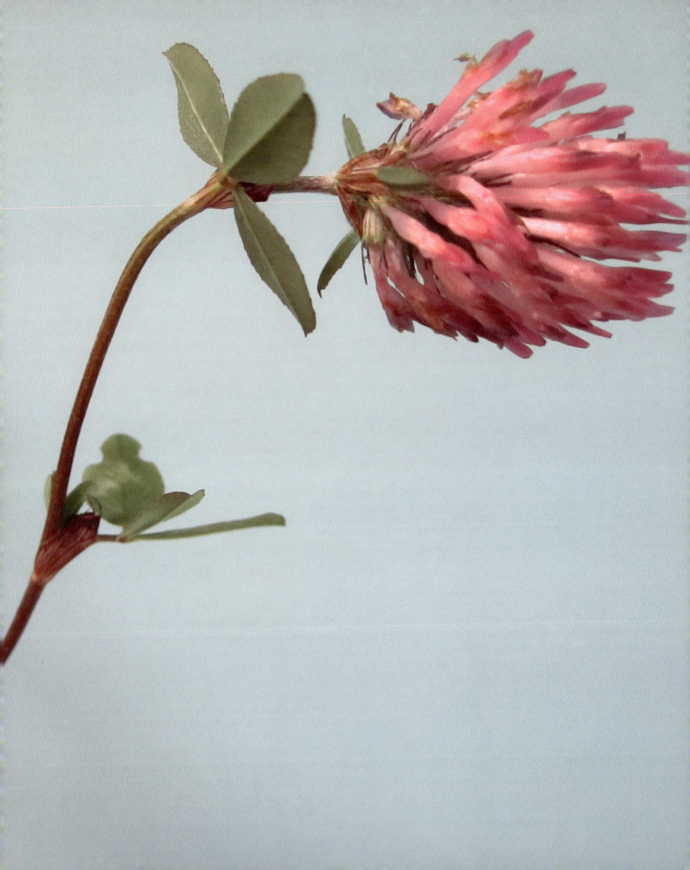

# Pflege in den Wechseljahren

Die Wechseljahre sind eine Zeit der hormonellen Umstellung und können manchmal ein Durcheinander im weiblichen Körper und in der Seele verursachen. Gleichzeitig sind vielleicht die Kinder am Pubertieren oder am Ausfliegen, beruflich kommt es nicht selten zu einer Neuorientierung und auch Beziehungen können ins Wanken geraten oder sich neu definieren.

Die hormonellen Veränderungen gehen mit einer geringeren Östrogen- und Progesteronproduktion einher und wirken sich auch auf die Haut aus. Diese wird weniger gut durchblutet und erscheint manchmal blass und fahl. Es bilden sich Falten, weil die Haut weniger Fett produziert. Dadurch ist sie weniger elastisch und die Spannkraft lässt nach. Mit der Zeit wird die Haut noch trockener und manchmal sogar «pergamentähnlich». Auch die Barrierefunktion lässt nach. Feuchtigkeit kann leichter entweichen. Der Prozess der Hauterneuerung verlangsamt sich.

Die Zeit lässt sich aber nicht zurückstellen, obwohl die Werbung vieler Anti-Aging-Produkte dies verspricht. **Wie wirken Anti-Agings?** Rohstoffe wie Hyaluronsäure und Harnstoff können das Erscheinungsbild der Haut verbessern weil sie vorübergehend die Hornschicht aufquellen. Collagene und Elastin polstern kurzzeitig die Haut. Dadurch erscheint sie praller und Fältchen glätten sich. Sobald Sie jedoch die Produkte absetzen, verliert sich dieser Effekt.

Kosmetisch tun sanfte Pflanzenöle und kostbare Wirkstofföle der Haut besonders gut, vor allem solche mit mehrfach ungesättigten Fettsäuren wie Omega-3 oder Omega-6-Fettsäuren. Sie gleichen das Hormonsystem aus, sind an der Bildung von Gewebshormonen mitbeteiligt und stimulieren das Immunsystem. Sie mildern und glätten Falten und Fältchen und erhalten die Haut geschmeidig.

Auch ausgewählte ätherische Öle haben Einfluss auf das Hormonsystem und erheitern duftend unseren Alltag: Ylang Ylang, Jasmin, Vetiver, Muskatellersalbei, Orange, Neroli und Mandarine. Hautregenerierend wirken Karottensamen, Weihrauch und Rosengeranium.

Aus dem Kräuterreich hilft Salbei mit seiner schweisshemmenden Wirkung, und das sanfte, ausgleichende Frauenmänteli, die östrogenhaltigen Pflanzen Cimicifuga und der Rotklee – innerlich als Tinktur oder Tee eingenommen, sowie äusserlich in Pflegeprodukten eingearbeitet.

Wir können diese Lebensphase auch aus einem anderen Blickwinkel betrachten: Welche Wünsche und Ziele habe ich für diese neue Zeit? Versuchen Sie, sich auszusöhnen mit der Vergangenheit, ziehen Sie Bilanz und lassen Sie Veränderungen zu. Hitzewallungen sind vielleicht genau die Kraft, die Sie brauchen für den kommenden Lebensabschnitt.

Gerade wenn Sie in der Arbeit und vielen Verpflichtungen eingebunden sind, ist es wichtig, sich immer wieder zu entspannen, ruhig zu werden. Dann können Sie spüren, was Sie nährt und was schadet. Gut ist alles, das Sie mit positiver Energie erfüllt. Versuchen Sie, Abstand von Dingen und Menschen zu nehmen, die Energie rauben.

Oft wird die Haut mit Produkten überladen. Sinnvoll sind einfache, aber gute Pflegemittel, die die Durchblutung verbessern und dadurch zu einem schöneren Hautbild verhelfen.

### Reinigungsmilch mit Waldmeister

Diese kaltgerührte Emulsion reinigt die Haut sanft. Sie ist sehr einfach in der Herstellung.

4 g Lysolecithin
12 g Mandelöl
6–8 Tr. ätherisches Orangenöl
2 Tr. Tonka

*In einem Töpfchen mit Schraubverschluss verrühren*

*In Becherglas mischen:*
5 g Waldmeister-Tinktur oder Alkohol 70 %
1 Msp Xanthan* oder Guarmehl
25 g Waldmeister-Espresso-Hydrolat

*Darunterrühren*
*Darunterrühren bis ein Gel entsteht*

*Das Gel in die Öl-Lecithin-Mischung rühren*

Haltbarkeit: ca. 4 Wochen

Wenn frisch gepflückter Waldmeister einige Stunden anwelkt, entwickelt sich der besondere Duft! Auch getrockneter Waldmeister kann verwendet werden oder Orangenblüten- oder Lavendelhydrolat.

### Gesichtswasser mit Frauenkräutern

Das Gesichtswasser mit sanften Phyto-Östrogen-Pflanzen wirkt ausgleichend, entspannend, erfrischt und klärt die Haut.

1 EL frische oder 1 TL getrocknete Kräuter
Frauenmantel, Rotklee, Rosenblüten, Salbei
150 ml reines Wasser oder Rosenhydrolat

*In eine Glasschüssel geben*
*Die Kräuter damit übergiessen*
*Eine Nacht ziehen lassen, filtrieren*

20–30 ml Frauenmantel-Tinktur 70 %
5 Tr. ätherische Öle
Rose, Jasmin oder Ylang Ylang

*In der Tinktur auflösen, dem Kräuterauszug beifügen, in eine schöne Flasche abfüllen*

Haltbarkeit: 8–12 Wochen

Manchmal spriessen nun wieder Mitesser oder Pickel – dann tut eine entspannende Tiefenreinigung gut. Im Frühling oder Herbst ist das Mandel-Mehl-Peeling empfehlenswert: *Seite 132*.

Sehr wohltuend sind auch die Packungen auf den *Seiten 79–80*.

\* 1 Msp Xanthan oder Guarmehl = 0,2–0,5 g

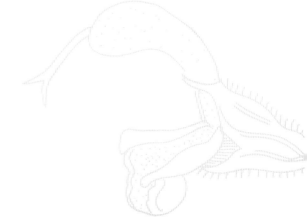

# Feuchtigkeit

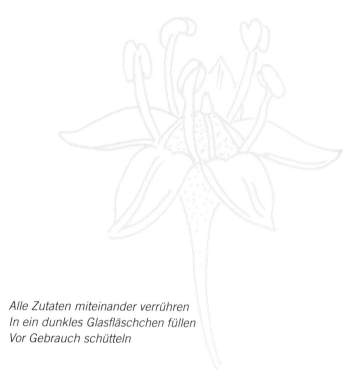

**Feuchtigkeits-Lotion**

Diese leichte und dennoch reichhaltige Extrapflege wird unter der Tagescreme aufgetragen.

10 g Aprikosenkern- oder Sesamöl
5 g Jojobaöl
5 Tr. Wildrosen- oder Granatapfelsamenöl
10 g pflanzliches Glycerin oder
Tinktur mit Rotklee, Frauenmantel oder Rose
1 Msp Honig
3 Tr. ätherische Öle wie Weihrauch
Karottensamen, Ylang Ylang oder Neroli

*Alle Zutaten miteinander verrühren*
*In ein dunkles Glasfläschchen füllen*
*Vor Gebrauch schütteln*

**Tagescreme für reife Haut**

Leichte und dennoch gehaltvolle Creme

3 g Emulsan
10 g Raps- oder Haselnussöl nach Ihrer Wahl
4 g Weizenkeimöl

2 g Sheabutter
1 g Kakaobutter

1 Msp Xanthan* oder Guarmehl

25 g Rosenhydrolat**
3 g Glycerin

5–10 Tr. ätherische Öle, wie
je 1 Tr. Jasmin und Ylang Ylang,
2 Tr. Vetiver, 1 Tr. Rosengeranium
5 Tr. Nachtkerzen- oder Wildrosenöl

** Rezept mit Konservierung:
21 g Wasser und 4 g Rosentinktur 70%
oder Alkohol 70%
oder 5 Tr. Rokonsal oder Kaliumsorbat

*In Becherglas in Wasserbad*
*bis 70°C erwärmen*

*In der Restwärme schmelzen*

*In der Fettschmelze auflösen*

*In Becherglas bis 70°C erwärmen*
*Zur Fettphase giessen und kaltrühren*

*Darunterrühren*

*Mit Milchsäure pH-Wert einstellen Seite 70*

Wenn der Östrogenanteil geringer wird, kann auch die Vaginalschleimhaut austrocknen. Sie wird dünner und empfindlicher. Bei Reizungen wie zum Beispiel bei zu engen Hosen und auch beim Liebesakt kann das Risiko gegenüber Pilzinfektionen grösser werden.

Die folgenden Produkte lindern leichte Entzündungen. Mit entsprechenden ätherischen Ölen, z.B. Majoran, milder Thymian(linalool), Palmarosa, Lavendel, Manuka, können sie zur Behandlung von Infekten verwendet werden.

*Diese Ideen stammen aus den Büchern von Margret Madejsky: Sie bezeichnet die Rosen-Zäpfchen als «venusische Arznei für ein venusisches Organ».*

### Rosen-Zäpfchen

Wunderbar duftend, einfach in der Herstellung

40 g Kakaobutter
20 g Sheabutter

*In Becherglas in Wasserbad
bei niedriger Temperatur schmelzen*

5 Tr. Sanddornfruchtfleisch- oder Granatapfelsamenöl nach Wunsch
4 Tr. ätherisches Rosenöl bulgarisch oder insgesamt 4–6 Tr. ätherische Öle

*Darunterrühren
Die flüssige Masse in 2 g-Zäpfchen-Formen giessen.* Bezugsquelle siehe Anhang

*Im Kühlschrank aushärten lassen
Abends ein Zäpfchen in die Vagina einführen*

### Aloe-Vera Gel

Pflegt und befeuchtet die Haut; ist auch für die empfindliche Haut der Vagina angenehm und ein natürliches Gleitmittel

Das Blatt einer Aloe-Vera-Planze

*Mit einem scharfen Messer abschneiden.
Mit einem Sparschäler schälen; dabei auch die gelben, bitteren Anteile, die hautreizend wirken könnten, entfernen.*

Das glitschige Aloe-Fleisch

*Mit dem Mixstab pürieren*

Pro 10 ml Gel kann
1 Tr. Lavendelöl hinzugefügt werden

Dieses Gel kann auch als beruhigende, feuchtigkeitsspende Maske oder als kühlende Pflege nach einem Sonnentag grosszügig auf die Haut aufgetragen werden.

*Im Kühlschrank aufbewahrt
hält sich das Gel einige Tage!*

**Vaginal-Pflegeöl**

Für die tägliche Pflege der Vagina
Auch gegen Juckreiz

20 ml Weizenkeimöl
30 ml Raps- oder Avocadoöl
1 Tr. Muskatellersalbei
1 Tr. Lavendel fein
1 Tr. Palmarosa

*Alle Öle mischen*

**Rosenbalsam mit Rotklee**

Bei Trockenheit, Fissuren (kleinen Rissen) und Wundsein

2 g Bienenwachs
10 g Mandelölauszug
mit Rotklee- und Rosenblüten

*In Becherglas in Wasserbad schmelzen*

10 g Sheabutter

*In der Restwärme schmelzen*

5 g Glycerin-Tinktur
mit Rotklee- und Rosenblüten

*Darunterrühren*

1 Tr. Sanddornfruchtfleischöl oder
5 Tr. Wildrosenöl
1 Tr. ätherisches Rosenöl bulgarisch oder
3 Tr. Rosengeranium

*Darunterrühren*

Dieser Balsam kann auch als sanfter Augenbalsam, bei eingerissenen Lippen und für speziell trockene Hautstellen verwendet werden

**Körper- und Massageöl**

kühlend, bindegewebsfestigend

50 ml Traubenkernöl
nach Wunsch mit Birkenauszug
25 ml Jojobaöl
20 ml Kokosöl

*In Wasserbad leicht erwärmen*

3 Tr. Immortelle
5 Tr. Grapefruit oder Bergamotte
3 Tr. Vetiver
1 Tr. Cistrose
1 Tr. Rose bulgarisch
5 ml Wildrosenöl

*Alle Öle mischen*
*Nach Wunsch hinzufügen*

# Tee

**Wechseljahrtee**

Zu Beginn der hormonellen Umstellungen

30 g Frauenmantel
20 g Himbeerblätter
10 g Lavendelblüten
20 g Rosenblüten
20 g Fenchel

Frauenmantel und Himbeerblätter gleichen die hormonellen Schwankungen aus, Rose und Lavendel entspannen und harmonisieren, Fenchel verhindert Blähungen.

**Wechseljahrtee**

Nach der Menopause, bei Hitzewallungen

20 g Frauenmantel
10 g Hopfenzapfen
20 g Salbeiblätter
20 g Weissdornblätter, -blüten, -früchte
10 g Rotklee
20 g Zitronenmelisse

**Johanniskraut**

In traurigen oder verstimmten Zeiten sorgt das Johanniskraut, als Tee oder Tinktur eingenommen, für Lichtblicke. Es kann auch den obigen Mischungen zugefügt werden.

Einzig in der Sommerzeit sollte es nicht eingenommen werden, da es die Haut lichtempfindlicher machen kann.

*1 TL der Kräuter*
*mit 250 ml siedendem Wasser übergiessen*
*5–10 Minuten zugedeckt ziehen lassen*
*dann die Kräuter abseihen*

*Bei Hitzewallungen sollte der Tee*
*nur lauwarm oder kühl getrunken werden.*

Hormonell ausgleichend wirken Frauenmantel, Hopfen und Rotklee. Salbei reguliert zusätzlich die Hitzewellen. Weissdorn und Zitronenmelisse sind herzstärkend und beruhigend.

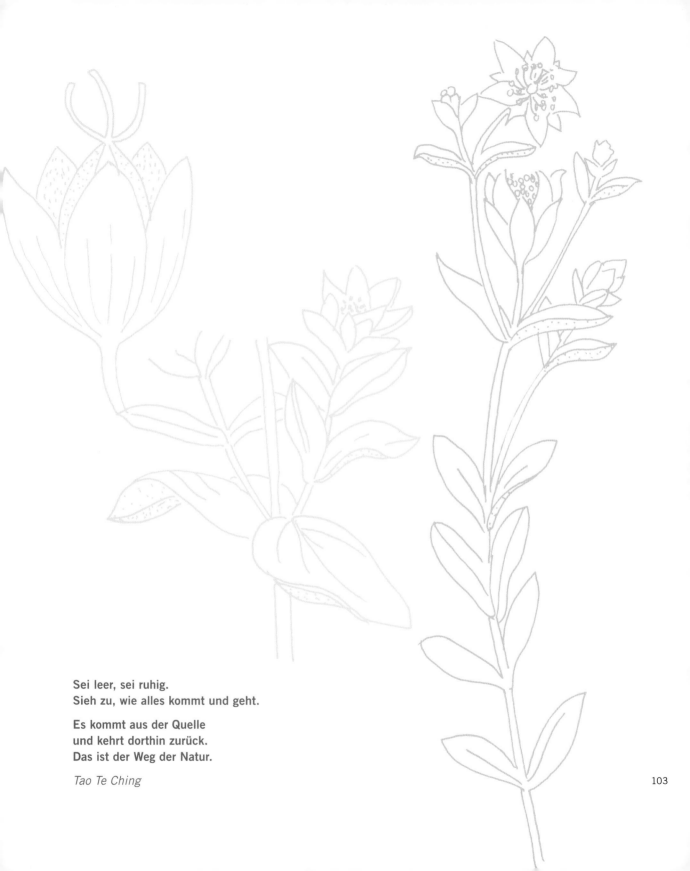

Sei leer, sei ruhig.
Sieh zu, wie alles kommt und geht.

Es kommt aus der Quelle
und kehrt dorthin zurück.
Das ist der Weg der Natur.

*Tao Te Ching*

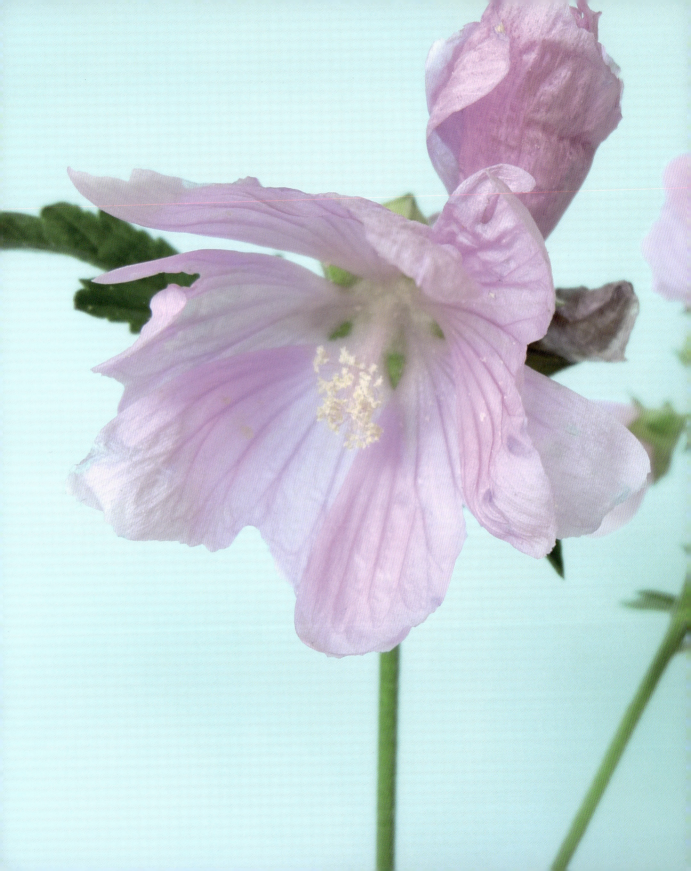

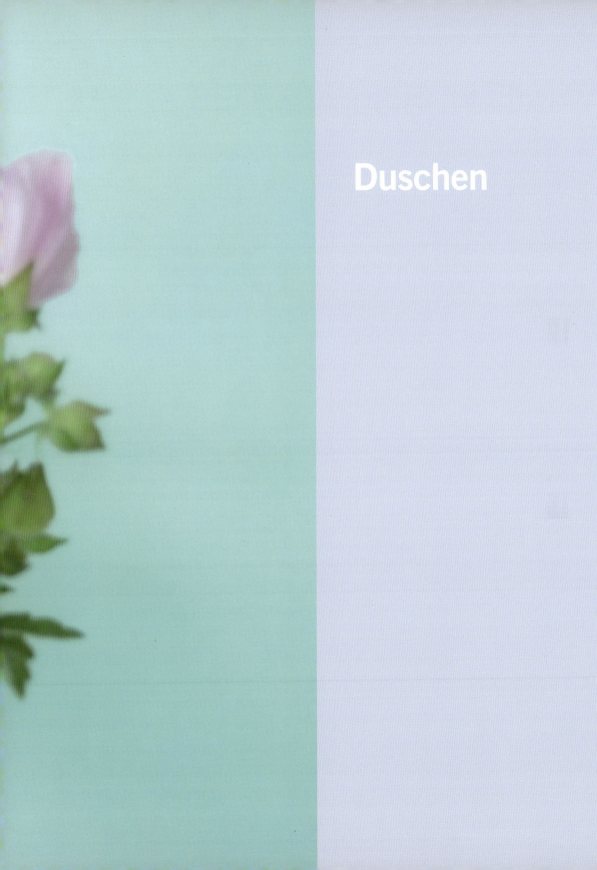

# Duschen

# Waschaktive Substanzen

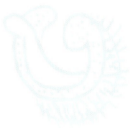

Duschbäder, auch Shampoos, Schaumbäder oder Waschgels, werden meistens aus Tensiden hergestellt. Dabei handelt es sich um waschaktive Schaumgrundlagen, welche die Oberflächenspannung des Wassers herabsetzen und so den Schmutz besser lösen. Tenside enthalten hydrophile (wasserliebende) und lipophile (fettliebende) Teile. Die elektrische Ladung der Teilchen bestimmt die Haupteigenschaften der Tenside.

Für die Naturkosmetik gibt es sehr milde, pflanzliche Rohstoffe, die einzeln oder kombiniert in den Rezepten verarbeitet werden können. Sie sind aus natürlichen Rohstoffen wie Fetten (z.B. Kokosfett) oder Zuckerarten hergestellt. Diese Schaumgrundlagen wie Kokosölverseifungen oder Zuckertenside sind entgegen vieler konventioneller Duschprodukte biologisch abbaubar und gelten als ökologisch unbedenklich. Seife gehört zu den alten traditionellen Tensiden und hat in den letzten Jahren eine «Renaissance» erlebt. Seife wird mit Pflanzenölen, -fetten und Natronlauge gesotten – der ganze Herstellungsprozess ist eine sehr spannende Sache. Leider würde aber der Beschrieb dieser Vorgänge den Rahmen dieses Buches sprengen.

### Milde Tenside

**Kokosbetain** *Cocamidopropylbetaine*
Das aus Kokosfett gewonnene Kokosbetain gehört zu den sogenannten «amphoteren» oder «zwitterionischen» Tensiden: die Ionen des Tensids sind sowohl positiv als auch negativ geladen; sie reagieren je nach Milieu sauer und basisch. Kokosbetain ist ein sehr mildes, flüssiges Tensid. Es kann allein oder in Kombination mit anderen Tensiden für Duschgels, Schaumbäder oder Shampoos verwendet werden. Kokosbetain hat einen pH-Wert von etwa 5,5 und wird von den meisten Hauttypen sehr gut vertragen.

Kokosbetain darf nicht verwechselt werden mit Betain (Glycinbetaine), das als Nebenprodukt aus der Zuckerrübe gewonnen wird. Dieses Betain ist ein weisses, kristallines Pulver, das für die untenstehenden Rezepturen nicht geeignet ist. Das in diesen Rezepten verwendete Kokosbetain hat einen Anteil waschaktiver Substanzen (WAS) von 30%.

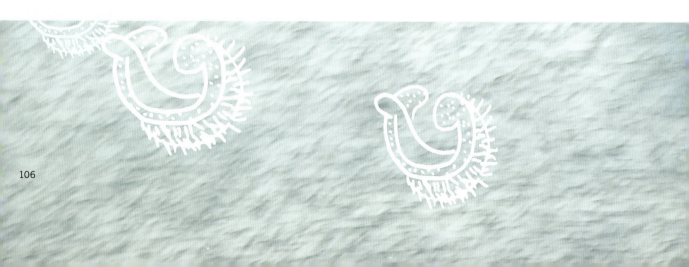

**Decyl Glucosid** *Decyl Glucoside*
Die Basis dieses sehr milden, pflanzlichen Tensids, das auch «Plantacare ® 2000 UP» genannt wird, sind Kokosöl und Traubenzucker (Glucose). Es gehört zu den nichtionogenen Tensiden, die keine Ladung aufweisen. Decylglucosid hat eine gute Schaumkraft und eine leicht verdickende Wirkung auf Duschgels und Shampoos. Unter 15°C kann es auskristallisieren; in diesem Fall muss es vor der Verarbeitung gut geschüttelt oder leicht erwärmt werden.

Der Anteil von WAS beträgt 53%. Der pH-Wert liegt im basischen Bereich – es muss Milchsäure oder Zitronensäurelösung hinzugefügt werden, um einen hautfreundlichen pH-Wert von ca. 5,5 zu erreichen.

### Wasser

Eine weitere wichtige Komponente für die Herstellung von Duschprodukten ist das Wasser. Am schönsten ist es, reines Quellwasser zu verwenden, das durch ein Filtergerät gereinigt ist. Geeignet sind auch stille Mineralwasser, gekaufte oder selbst hergestellte Hydrolate *Seite 24* oder ein Teeaufguss (Infus). Bei Teeaufgüssen muss damit gerechnet werden, dass sich durch die Schwebeteilchen die Haltbarkeit verringert.

### Konservieren, Beduften, Färben

Es ist sinnvoll, die Wasserphase sanft zu konservieren. Alkoholische Tinkturen verhindern bei höherer Dosierung die Schaumkraft der Tenside. Deshalb empfehle ich für eine längere Haltbarkeit die Konservierung mit Kaliumsorbat oder Rokonsal. Ätherische Öle sind Duftstoffe und Wirkstoffe zugleich und werden in Duschgels bis zu 1% eingesetzt (10–20 Tr. pro 100 ml).

Zum Färben bieten sich Pflanzenfarbstoffe in Pulverform wie Rande, Spinat oder Holunderbeeren an. Dazu 1 Msp Pflanzenpulver in 1 TL Wasser verrühren und tropfenweise in das fertige Duchgel, bis zur gewünschten Farbintensität mischen.

# Duschgels

**Lavendel-Duschgel**
100 ml Kokosbetain
2–3 g Xanthan

*Das Xanthan mit einem Teesieb über das Kokosbetain verteilen und mit dem Mixstab in einem genügend grossen Gefäss klümpchenfrei verrühren. Dabei wird die Masse sehr schaumig und verdoppelt das Volumen.*

*Zugedeckt mindestens 6 Stunden stehen lassen*

*Mit einem Kunststofflöffel das gequollene, abgesetzte Xanthan unterrühren (nicht mehr schaumig schlagen!)*

150 ml reines Wasser
1 TL Lavendelblüten frisch oder getrocknet

*Das Wasser aufkochen, über die Blüten giessen und 5 Minuten ziehen lassen*

*Durch Kaffeefilterpapier filtrieren*
*100 ml Lavendelwasser weiter verwenden*
*Abkühlen und darunterrühren*

10–20 Tr. Lavendel fein

*Hinzufügen*

1 TL Mandelöl- oder Lysolecithin

*Darunterrühren*

*Konservieren:*
10 Tr. Kaliumsorbat oder Rokonsal

*Darunterrühren*

*pH-Wert kontrollieren, evtl. Milchsäure zufügen, bis der Wert unter 5,5 erreicht ist*

Diese Rezeptur ist nicht immer ganz homogen. Vor Gebrauch kurz schütteln!

Die Rezepte auf der nächsten Seite werden ebenfalls mit 10 Tr. Kaliumsorbat oder Rokonsal konserviert.

### Erfrischendes Citrus-Duschgel

| | |
|---|---|
| 100 ml reines Wasser oder Hydrolat | *Aufkochen* |
| 2 – 3 g Xanthan | *Über das leicht abgekühlte Wasser streuen mit dem Mixer verquirlen* |
| 90 g Kokosbetain | |
| 5 g Glycerin | *Darunterrühren* |
| 10–20 Tr. ätherische Öle Grapefruit, Zitrone, Orangen, Mandarine, Bergamotte | |
| 1 TL Mandel- oder Sonnenblumenöl | *Darunterrühren* |

### Fruchtig-blumiges Duschgel

| | |
|---|---|
| 5 ml Alkohol 70% oder Rosentinktur 70% | |
| 1 g Xanthan | *Im Alkohol lösen* |
| 125 ml reines, abgekochtes Wasser oder Rosen-Hydrolat oder Rosentee (Infus) | *Leicht abgekühlt, unter Rühren hinzufügen* |
| 60 g Decyl Glucosid oder Kokosbetain | |
| 10 – 20 Tr. ätherische Öle Rosengeranium, Rosenholz, Litsea cubeba | *Darunterrühren* |
| ca. 12 Tr. Milchsäure | *(pH-Wert unter 5,5) tropfenweise beifügen* |

### Vanille-Duschgel

| | |
|---|---|
| 25 g Kokosbetain | |
| 15 g Decylglucosid | |
| 1 TL Mandelöl- oder Lysolecithin | *Mit einem Glasstab oder Spatel verrühren* |
| 100 g Espresso-Vanille-Hydrolat *Seite 24* | *In einem zweiten Becherglas aufkochen* |
| 1 g Xanthan | *Mit dem Mixstab unterrühren, abgekühlte Wasserphase sanft in die Tensidmischung einrühren* |
| 3 g Glycerin | *Darunterrühren* |
| 10 Tr. ätherische Öle Benzoe, Tolubalsam, Vanilleextrakt | *Darunterrühren* |
| 3 Tr. Milchsäure | *(pH-Wert unter 5,5) tropfenweise beifügen* |

*Konservierung siehe Seite 108*

Die folgenden Rezepte sind verschiedene Ideen für die Herstellung von Duschgels. Aber auch hier darf nach Lust und Laune experiment werden, entsprechend den Jahreszeiten oder den Pflanzen die gerade im Garten blühen.

**Besondere Duschgels** die es nirgends zu kaufen gibt: Aus **Frühlingspflanzen wie Gänseblümchen, Veilchen, Schlüsselblumen und Spitzwegerich** lässt sich ein Hydrolat oder ein Infus herstellen. Dazu passt das herb-grün duftende ätherische Öl von 2 Tr. Veilchenblatt, 3 Tr. Mimose, 5 Tr. Grapefruit, 5 Tr. Litsea cubeba, 5 Tr. Rosenholz.

**Im Mai** bietet sich **der Waldmeister** an, der vielleicht bei einem Waldspaziergang gepflückt wurde. Das Strässchen einige Stunden oder über Nacht anwelken lassen; dabei kann sich der wunderbare Cumarin-Duft der Pflanze entwickeln. Nun ein Hydrolat herstellen, wie auf *Seite 24* beschrieben. 5 Tr. Tonkabohne verstärken den Duft; auch rosige Düfte wie je 5 Tr. Rosenholz oder Rosengeranie passen gut.

**Im Sommer** ist eine **kühle Pflanzen-Duftmischung** schön: Hydrolat von **Minze und Zitronenmelisse oder Zitronenverbena;** beduftet mit 5 Tr. arabischer Minze, 5 Tr. Zitrone, 5 Tr. Citronella und 5 Tr. Grapefruit.

**Um die Weihnachts- und Winterzeit** könnte ein Hydrolat aus **Weisstannen- oder Fichtennadeln** gut tun. Die entsprechenden ätherischen Öle (je 5 Tr.) dürfen noch ergänzt werden mit einem Hauch warmer, süsser Orange und etwas aufmunternder Bergamotte.

# Baden

### Baden – ein Fest

Noch vor 40 Jahren, in meiner Kindheit, war es üblich, einmal in der Woche ein Vollbad zu geniessen. Jeweils am Samstag füllte Mutter die Badewanne, wir Kinder planschten zu dritt und genossen unser Badefest. Ansonsten wusch man sich nur mit Wasser und Seife am Waschbecken.

Während meiner Lehrjahre in der Drogerie, in den 70er-Jahren, waren im sehr gut sortierten Laden nur drei Duschprodukte im Sortiment.

Die Zeiten haben sich gewandelt! Die Dusche gehört zu unserem Alltag, zum Fitwerden. Wir nehmen uns nur noch selten Zeit für ein Vollbad. Und doch gibt es kaum etwas Entspannenderes, als in ein duftendes, warmes Bad zu gleiten, sich vom warmen Wasser umhüllen zu lassen, die Gedanken abzuschalten, sich Zeit und Musse zu schenken.

Nach einem ermüdenden Arbeitstag kann ein Bad mit harmonisierenden Düften zu gutem Schlaf verhelfen. Bei Wind, Regen und nasskaltem Wetter wärmt ein Vollbad wunderbar – und mit ätherischen Ölen von Nadelbäumen, Eucalyptus, Myrte und Co. wird das Immunsystem gestärkt.

# Grundrezept

**Grundrezept Badeöl**
90 ml Pflanzenöl oder Pflanzenölauszug
Sonnenblumen- oder Mandelöl
10 ml Lysolecithin
60 Tropfen ätherisches Öl
Einzelduft oder gemischt

Im warmen Bad ist die Haut besonders aufnahmefähig für die ätherischen Öle. Diese können gut in die Haut eindringen und ihre Wirkungen im Körper entfalten.
Das Lecithin wirkt in dieser Rezeptur als natürlicher Emulgator, der Wasser und Öl gut miteinander vermischt. Die Haltbarkeit der Badeöle beträgt etwa ein Jahr. Die ätherischen Öle in hoher Konzentration sind keimhemmend und tragen zur Haltbarkeit bei.

**Diese Badeöle wirken sehr hautpflegend und rückfettend. Auch empfindliche und trockene Haut wird sanft gepflegt. Das Eincremen nach dem Bad ist meistens nicht nötig; die Haut fühlt sich weich und geschmeidig an.**

*Den Pflanzenölauszug mit dem Lecithin und den ätherischen Ölen gut verrühren*

*Für ein Vollbad 1–2 TL nach dem Einlaufen des Badewassers in die Wanne geben*

100 ml dieses Badeöles reicht für ca. 10 Vollbäder. Die Konzentration der ätherischen Öle ist also relativ gering. Bei weniger empfindlicher Haut dürfen die Düfte auch etwas höher dosiert werden.

Die Duftvorschläge auf der nächsten Seite sind Ideen und können beliebig kombiniert werden. Sehr duftintensive und kostbare Öle wie Jasmin, Rose, Mimose, Sandelholz, römische Kamille oder Ylang-Ylang geringer dosieren.

**Vorsicht:** *Zitrusdüfte sollten möglichst frisch sein. Bitte das Haltbarkeitsdatum beachten! Schwach duftende Zitrusöle sind oft oxidiert und könnten im warmen Wasser hautreizend wirken.*

# Badeöle

**Duftideen für entspannende Bäder** für 100 ml Badeöl

**Balance:** 30 Tr. Lavendel fein und 30 Tr. Orange süss wirken entspannend, erfrischend und ausgleichend, helfen bei Schlafstörungen, Ärger, Melancholie.

**Rosenbouquet:** Eine Mischung von je 10 Tr. Rosengeranium, Rosenholz, Palmarosa, je nach Budget auch 2–3 Tr. bulgarische Rose oder Mairose wirkt wunderbar harmonisierend bei Kummer und Traurigkeit. Zudem ist dieses Bad eine Wohltat für trockene und empfindliche Haut.

**Orientalischer Traum:** 15 Tr. Litsea cubeba, 5 Tr. Jasmin, 10 Tr. Rosengeranium, 3 Tr. Rose bulgarisch, 10 Tr. Ylang Ylang, 15 Tr. Atlaszeder oder Sandelholz. Diese sinnlichen Düfte entführen uns in die Welt von 1001 Nacht.

**Blütenzauber:** Ein bezauberndes, blumig-fruchtiges, zartes Badevergnügen. Mit je 10 Tr. Lavendel fein, Rosengeranie, Grapefruit, Litsea cubeba, 15 Tr. Mandarine und 5 Tr. Ylang Ylang.

**Kuschel-Bad:** Diese pudrig-zarten, einhüllenden Düfte schenken Erholung und Trost in sensiblen Momenten: 15 Tr. Vanille, 20 Tr. Benzoe oder Tolubalsam, 15 Tr. Zitrone, 5 Tr. Mimose, 5 Tr. Mairose.

**Winterbad:** Durchwärmt angenehm, schützt vor Erkältungen, wirkt sekretionslösend und hilft bei Muskelkater; 20 Tr. Weisstanne, 15 Tr. Eucalyptus globulus, 10 Tr. Thymian mild (linalool), 15 Tr. Orange süss.

**Morgenbad:** Durchblutungsfördernd, belebend, regt den Kreislauf an. Vorsicht bei Bluthochdruck! 20 Tr. Rosmarin (verbenon oder cineol), 30 Tr. Speiklavendel oder Lavandin, 10 Tr. Zitrone.

**Babybad:** Entspannendes Bad für die Kleinen – tut auch der müden Mama gut: 5 Tr. Kamille römisch, 10 Tr. Lavendel fein, 3 Tr. Rose bulgarisch. Höchstens 20 Tropfen ätherische Öle pro 100 ml verwenden!

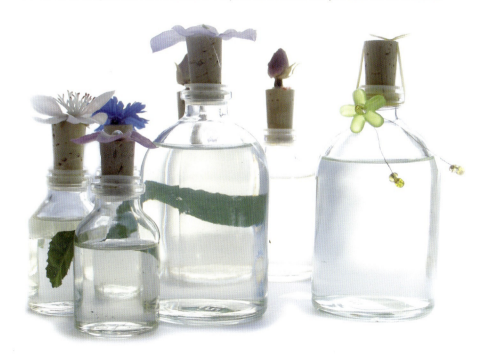

# Herstellen

### Honig- oder Sahnebad
Für den Sofortgebrauch

3–4 EL flüssiger Honig
oder Rahm (süsse Sahne)
oder 1 Eigelb

*Waldhonig oder Akazienhonig*

5–10 Tr. ätherisches Öl

*Die ätherischen Öle (Vorschläge oben) werden mit dem Honig, dem Rahm oder dem Eigelb verrührt und dem Badewasser beigegeben.*

Diese natürlichen Emulgatoren verbinden die ätherischen Öle mit dem Wasser und begünstigen das Einziehen in die Haut.
Honig wirkt hautpflegend und entzündungswidrig, Rahm oder Eigelb verhindern das Austrocknen der Haut und wirken rückfettend.

### Kräuterbäder

Für die Kräuterbäder benötigen Sie eine grosse Menge Kräuter. Wenn Sie die Kräuter kaufen müssen, sind diese Bäder also relativ teuer. Vielleicht sind Sie jedoch froh über eine gute Verwendung Ihrer im eigenen Garten üppig wachsenden Kräuter.

Zwei Zubereitungsarten:

### Teeaufguss

1–2 Handvoll frische oder getrocknete Kräuter

*Mit 1 Liter siedendem Wasser übergiessen 10–15 Minuten ziehen lassen und dann diesen Aufguss ins Badewasser geben.*

### Kräuter-Beutel

Nähen Sie sich ein Stoffbeutelchen
mit den Massen 15 x 8 cm
aus Nesselstoff, Moulure oder Leinen

*Die Kräuter in den Beutel füllen und wenige Tropfen ätherische Öle direkt auf die Kräuter träufeln*

Die Stoffbeutel können Sie mehrmals verwenden: Den Inhalt herausnehmen und kompostieren, das Säckchen gut ausspülen und trocknen lassen.

*Das Badesäckchen am besten an den Wasserhahn binden, während das Wasser in die Wanne fliesst*
*Das Säckchen dabei mehrmals ausdrücken*

# Bäder

**Verschiedene Kräuterbadmischungen**

**Morgenbad**
Rosmarin, Salbei, milder Thymian
oder Dost (wilder Majoran)

*Gegen unreine, schlecht durchblutete Haut*

**Entspannungsbad**
Lavendelblüten, Lindenblüten, Rosenblüten

*Für einen erholsamen Schlaf*

**Beruhigungsbad**
Zitronenmelisse, Hopfen

*Bei Nervosität*

**Erfrischendes Sommerbad**
Pfefferminze, Zitronenverbene
einige frische Zitronenscheiben

*Erfrischt Leib und Seele*

**Kleie-Mehl-Bad mit Kräutern für Babys**
Je 1 EL Lavendel- und Kamillenblüten
oder Ringelblumen

*Die Kräuter in einer elektrischen Kaffee- oder Kräutermühle fein mahlen*

250 g Hafermehl
100 g Weizenmehl
5 EL Weizenkleie

*Alle Zutaten miteinander mischen
Einen Stoffbeutel mit der Mischung füllen.
Während das Wasser in die Badewanne läuft, das Säckchen in den Wasserstrahl hängen.*

*Das Baby sanft mit dem leicht ausgedrückten Säckchen waschen.*

Kleie-Mehl-Bäder eignen sich besonders zur Pflege empfindlicher Haut; sie wird durch das Mehl und die Kleie weich und zart.
Die Kräuter haben eine leicht beruhigende Wirkung und werden in dieser Form auch bei Überempfindlichkeit auf ätherische Öle gut vertragen.

# Badesalze

Badesalze entspannen, beruhigen, entgiften, erden und verhelfen zu ruhigem Schlaf.

Farbige Badesalze herzustellen ist immer wieder ein besonderes Fest – dies erlebe ich häufig an meinen Kursen.
Kinder und Erwachsene begeistern sich für die einfache und effektvolle Herstellung. Die pastellfarbigen Salze sehen sehr attraktiv aus und duften wunderbar!

**Rosentraum**

1 kg grobes Meersalz
aus der Drogerie oder der Apotheke

10 ml Alkohol 70–96% oder
10 ml Rosentinktur 70%
je 10 Tr. Rosengeranium und Rosenholz
und 5 Tr. Palmarosa

1 TL Randensaft (= rote Bete)

Der Alkohol hat in dieser Rezeptur die Funktion eines Trägers und er verhindert das Auflösen der Salzkristalle durch die Farblösung. Beim Trocknen verflüchtigt er sich schnell.

*Auf saugfähiger Unterlage – z.B. mehrere Lagen Zeitungspapier und darüber dickes Packpapier – ausbreiten*

*Ätherische Öle im Alkohol lösen*

*Beifügen*

*Die Duft-Farblösung über das ausgebreitete Salz giessen, sofort mit 2 Esslöffeln gut mischen, bis die Salzkristalle hellrosa bis pink-farbig sind*

*Mit Seidenpapier bedecken, 30 Minuten trocknen lassen und in gut verschliessbare Glasgefässe abfüllen*

**Sonnenkraft**

5 ml Wasser
1–2 Msp Curcuma-Pulver

10 ml Alkohol 70–96% oder
10 ml Melissentinktur

15 Tr. Zitronengras, 10 Tr. Bergamotte

Curcuma-Pulver löst sich nicht im Alkohol, deshalb mischen wir es zuerst mit Wasser. Curcuma färbt zart zitronengelb bis kräftig eidottergelb.

*Im Wasser lösen*

*Dazurühren*

*Ätherische Öle dazurühren*

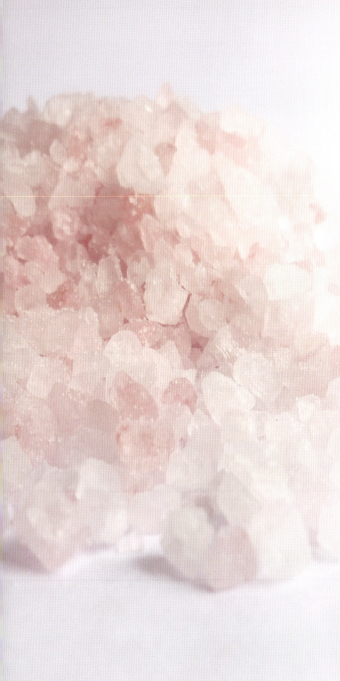

**Weitere Farb- und Duftideen**

**Blau:** Holunderbeeren* oder Blaukraut*, fein pulverisiert, passt zu Lavendel.

Getrocknete Malvenblüten oder Kornblumen unter das Salz mischen.

**Grün:** Brennesseln, Birkenblätter oder Spinat* pulverisiert, passt gut zu Winterdüften wie Weisstanne, Eucalyptus oder Kiefer

Aus Brennesseln und Birkenblättern lässt sich eine grüne Tinktur mit 70%-igem Alkohol herstellen. Sie kann anstelle des Alkohols in den Rezepten eingesetzt werden.

**Orange:** Randen (Rote Bete)* und Curcuma ergeben Orange; natürlich bieten sich hier die Orangen- und Mandarinendüfte an.

*Diese Farbstoffe sind im Anhang unter «Bezugsquellen» erhältlich.

Natürliche Farbstoffe verblassen mit der Zeit am Licht – bitte lichtgeschützt aufbewahren.

Als Kompromiss können Sie auch mit Lebensmittelfarben färben.

Am liebsten verwende ich Badesalze für Fussbäder. In der heutigen Zeit ist die Anwendung von Fussbädern zwar etwas in Vergessenheit geraten. Sie haben jedoch eine wunderbare Wirkung und ich kann sie Ihnen aus eigener Erfahrung wärmstens empfehlen.

*Eine Handvoll (2–3 EL) duftendes Meersalz in ein Fussbadewännchen mit warmem Wasser gefüllt, geben.*

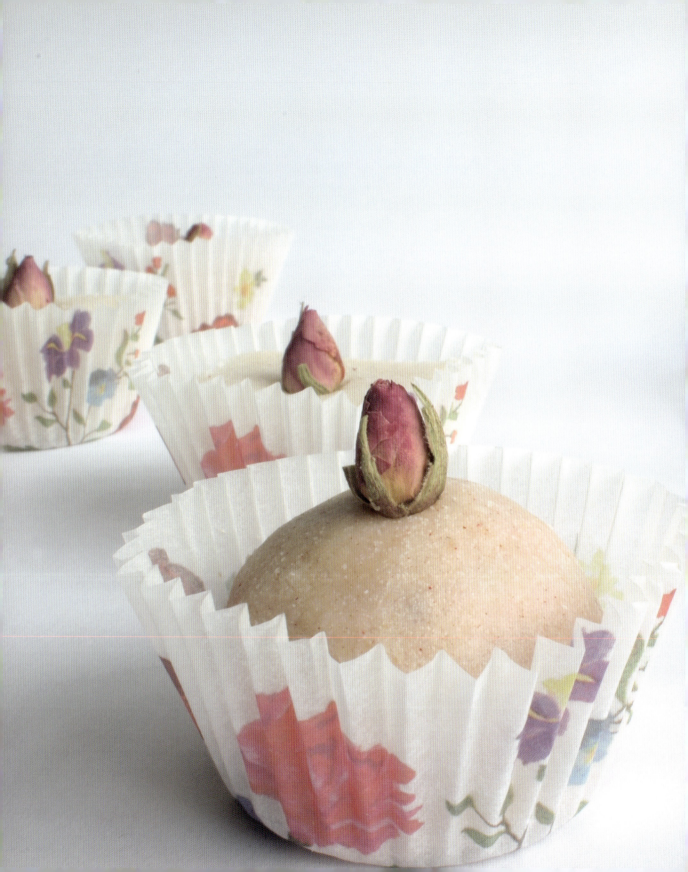

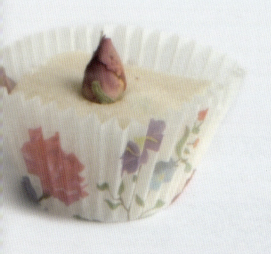

# Sprudelkugeln
# Badekonfekt

### Sprudel-Badekugeln

100 g Natron
50 g Zitronensäure
25 g Weizenstärke
5 g Reinlecithin-Pulver*
1–2 Msp Pflanzen-Farbpulver nach Wahl
z. B. Curcuma, Randenpulver (rote Bete), Blaukraut

15 g Sheabutter
15 g Kakaobutter

10–15 Tr. ätherisches Öl

Diese Badekugeln lösen sich sanft sprudelnd im warmen Badewasser.
Sie umhüllen die Haut mit einem sehr pflegenden, duftenden Film; das Eincremen nach dem Bad ist nicht nötig.

*Das Lecithin hilft, die Fette mit dem Badewasser zu verbinden und hat zusätzlich eine schöne, pflegende Wirkung.

*In einer Schüssel gut vermischen.*

*In ein Becherglas geben, bei kleiner Wärme auf dem Wasserbad schmelzen*

*Gleichmässig in die Pulvermischung giessen*

*Darunterrühren*

- *Die Masse gut kneten oder drücken. Falls zu trocken, wenig Mandelöl hinzufügen*
- *Falls zu ölig, wenig Weizenstärke zufügen vor dem Formen 5 Minuten kühl stellen*
- *Nach Wunsch getrocknete Blüten einarbeiten: Ringelblumenblüten, Kornblumen, Rosenblüten, oder Lavendel*
- *Mit den Händen Kugeln formen oder die Masse in feste Formen (Eiswürfelform) drücken. Die Kugeln mindestens 1 Stunde ins Tiefkühlfach stellen.*
- *Etwa 3 Tage gut trocknen lassen dann feuchtigkeitsgeschützt verpacken.*

### Sprudel-Badekonfekt

105 g Natron
50 g Zitronensäure
30 g Weizenstärke
1 Msp Pflanzen-Farbpulver nach Wunsch
5–10 Tr. ätherisches Öl

Diese sprudelnden Kuchen sind nicht fettend – und sie bereiten viel Spass im Kinderbad.

*Alle Zutaten in einer Schüssel vermischen. Mit wenig Wasser aus einer Sprühflasche vorsichtig bestäuben, dabei gleichzeitig schnell kneten (Gummihandschuhe!) bevor die Masse sprudelt. Sie sollte Sandkuchen-Konsistenz erreichen.*

- *Die Masse in stabile Formen drücken*
- *Nach Wunsch mit Blüten verzieren und 1 Stunde in den Kühlschrank stellen*
- *Feuchtigkeitsgeschützt verpacken*

# Herstellen

### Badepralinés mit Lecithin

Badepralinés sind eine verwöhnende Kostbarkeit für die Haut. Im warmen Wasser schmelzen sie und legen sich als pflegender, seidiger Mantel um die Haut.

Je nach Förmchengrösse
braucht es für ein Vollbad 1–2 Pralinés.

10 g Pflanzenöl Olivenöl oder Mandelöl
10 g Lysolecithin

70 g Kakaobutter
15–25 g Sheabutter

10 Tr. ätherische Öle
z.B. Ylang-Ylang, Rosengeranium, Lavendel fein

*In Becherglas in Wasserbad erwärmen*

*Hinzufügen, bei niedriger Temperatur schmelzen, 40°C*

*Darunterrühren*

*In Silikonförmchen oder in 2 Lagen Pralinéförmchen aus Papier giessen*

*Im Kühlschrank aushärten lassen*

*Pralinés nach Wunsch mit wenig Mica-Goldstaub\* mit einem Puderpinsel bestäuben*

\* Perlglanzpigment, besteht aus Titandioxid, Glimmer und Eisenoxid

### Sprudelnde Badepralinés

60 g Natron
30 g Zitronensäure
50 g Maisstärke

60 g Kakaobutter

5–10 Tr. ätherisches Öl nach Wunsch

*In einer Schüssel vermischen*

*In Becherglas in Wasserbad sanft schmelzen*

*In die lauwarme Butter rühren*

*Mit einem Löffel unter die Pulver rühren
Die Masse in kleine Förmchen giessen
(Silikonförmchen)*

*Die Pralinés im Kühlschrank aushärten lassen*

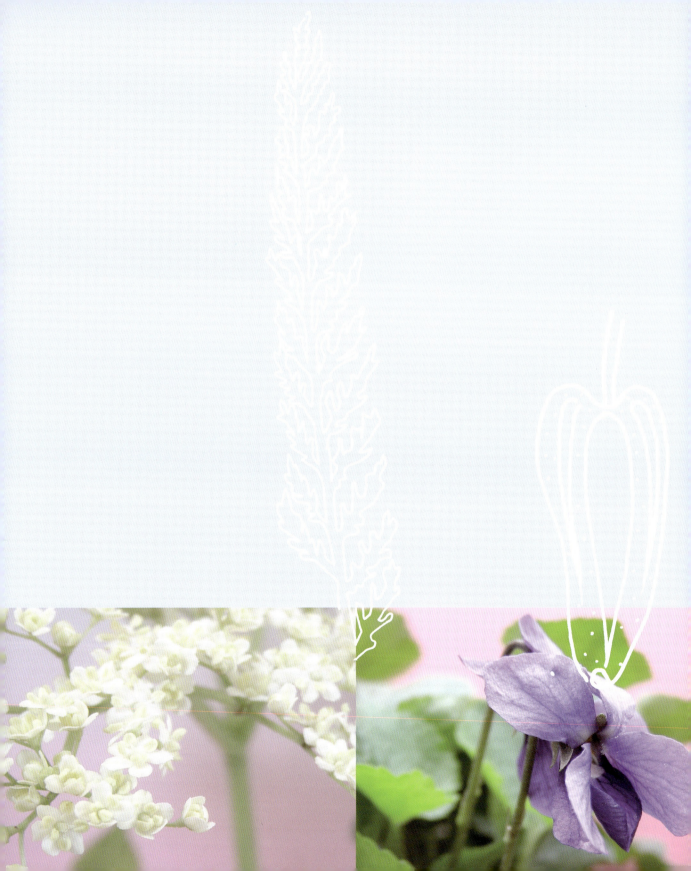

# Pflegen und Verwöhnen

Dieses Kapitel lädt ein zum sinnlichen Verwöhnen der Haut, unserer wunderbaren Hülle.

Nebst der samtweichen Pflege, die uns die folgenden Kostbarkeiten schenken, duften sie fein und entfalten ihre Wirkungen im Körper.

Sie entspannen und beruhigen, verhelfen zu gutem Schlaf, wecken unsere erotische Sinnlichkeit, regen die Blutzirkulation an oder erfrischen an heissen Tagen.

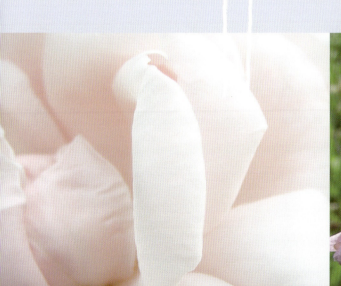
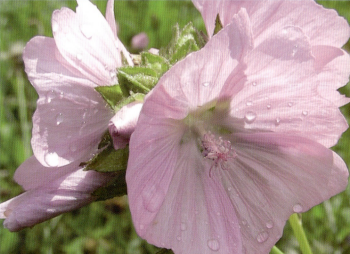

# Körper- und Massageöle

**Beispiele**

50% Jojobaöl und 50% Sonnenblumenöl
oder
50% Aprikosenkernöl, 30% Sesamöl und 20% Macadamianussöl
oder
50% Johannisöl und 50% Mandelöl
oder
nur ein Pflanzenöl nach Wunsch

*Wählen Sie aus den Gruppen der Pflanzenöle 1–3 Öle oder Kräuter-Ölauszüge aus*

**Grundrezept**

100 ml Pflanzenöl oder Pflanzenölauszug
einzeln oder gemischt

*In Becherglas geben*

10–20 Tropfen ätherisches Öl
einzeln oder gemischt

*Mit Glasstab dazurühren*

**Duftideen für ein Basisöl von 100 ml**

**Sinnlich-blumig**

3 Tr. Litsea cubeba
5 Tr. Rosengeranie oder Rosenholz
Je 2 Tr. Jasmin und Ylang Ylang

**Frisch-fruchtig**

Je 4 Tr. Grapefruit, Zitrone und Litsea cubeba
Je 2 Tr. Lavendel fein und Rosenholz

**Balsamisch-warm**

schön auch für Männer

5 Tr. Atlaszeder
2 Tr. Vetiver
3 Tr. Amyris oder Sandelholz
5 Tr. Benzoe oder Tolubalsam

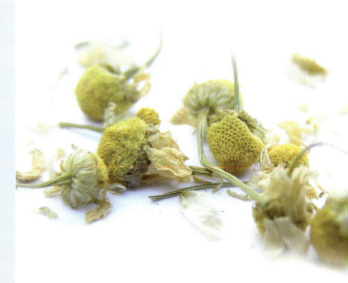

**Ideen für Körper- und Massageöle hergestellt aus Pflanzen-Ölauszügen** S. 28, 29

### Rosentraum
100 ml Rosenöl-Auszug

Je 2 Tr. Rose bulgarisch, Rosenholz und Rosengeranium
1–2 Tr. Mairose

### Vanilla
100 ml Vanille-Ölauszug auf Jojobaöl-Basis

Je 2 Tr. Tolubalsam, Tonka, Mimose, Atlaszeder und 4 Tr. Benzoe

### Kinderöl
100 ml Vanille-Ölauszug auf Jojoba-Mandelöl-Basis

Je 4 Tr. Mandarine und Grapefruit
Je 1 Tr. Rose bulgarisch und Lavendel

### Sportöl
50 ml Johannisöl
50 ml Mandelöl

Je 2 Tr. Rosmarin verbenon oder cineol und Majoran
Je 3 Tr. Lavendel fein und Zitrone

### Cellulite-Öl
50 ml Jojobaöl
50 ml Sesamöl
mit Birken- oder Efeu-Auszug

10 Tr. Grapefruit, 3 Tr. Zitrone
5 Tr. Zypresse, 2 Tr. Immortelle

### Schutzöl
100 ml Johannisöl

Je 2 Tr. Angelika und Neroli
4 Tr. Bergamotte

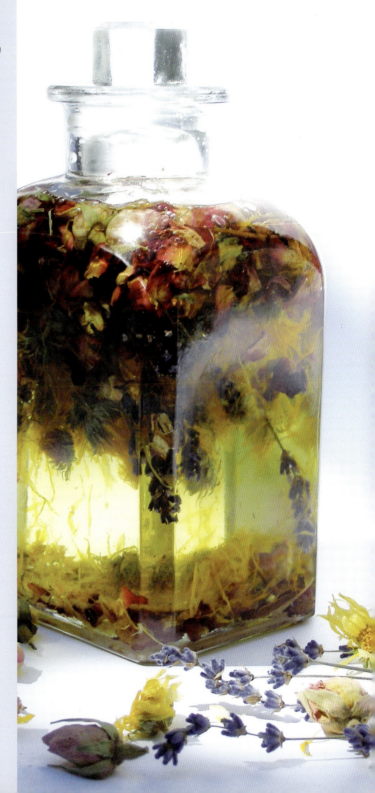

### Körperöle in der Schwangerschaft

Durch die starke Dehnung des Bindegewebes können während der Schwangerschaft kleine Risse entstehen = Schwangerschaftsstreifen. Vorbeugend helfen Produkte, die durchblutend und gewebestärkend wirken.

### Gehaltvolles Massageöl mit Sheabutter

50 g Jojobaöl
oder Frauenmantel-Mandelölauszug
30 g Weizenkeimöl

*Öle im Wasserbad erwärmen*

5 g Kakaobutter
10 g Sheabutter

*Die Butter in den Ölen bei sanfter Wärme schmelzen*

5–8 Tr. ätherisches Öl
z.B. Lavendel fein, Neroli, Rose,
Atlaszeder oder Sandelholz

*Dazurühren*

Dieses dickflüssige Öl soll dank Sheabutter Schwangerschaftsstreifen verhindern.
Auch ausserhalb der Schwangerschaft ist es besonders pflegend für gereizte und trockene Haut.

### Körperöl

Gut durchfeuchtend und sehr pflegend

70 ml Mandel- oder Aprikosenkernöl
30 ml Weizenkeimöl
oder Macadamia- oder Haselnussöl

3 Tr. Lavendel fein
je 2 Tr. Rose bulgarisch und Neroli

*Vermischen, gut schütteln*

### Öl für die Damm-Massage

Fördert die Elastizität der Haut
ab der 34. Schwangerschaftswoche

20 ml Johannisöl
10 ml Weizenkeimöl

Je 1 Tr. Rosenholz und Muskatellersalbei
oder je 1 Tr. Neroli und Bergamotte

*Vermischen, gut schütteln*

### Massageöle für Babys und Kinder

Eine besondere Art von Kontakt und Austausch mit dem Kind können wir durch eine wohltuende Massage mit einem guten und milden Massageöl erleben.

**Baby-Massageöl**

100 ml Ringelblumen-Mandelölauszug

2 Tr. römisches Kamillenöl
1 Tr. Rose bulgarisch oder Neroli

*Alles vermischen und gut schütteln*

**Babyöl gegen Bauchkrämpfe**

50 ml Mandelöl
50 ml Jojobaöl

1 TL Kümmelsamen
1 TL Fenchelsamen
1 TL Anissamen

*Die Samen im Mörser anquetschen und wie auf Seite 29 beschrieben einen Ölauszug ansetzen*

Beide Öle eignen sich bestens zur Bauchmassage und zur Linderung von Bauchkrämpfen.

**Kinder-Massageöl**

50 ml Jojobaöl
50 ml Mandelöl

5 Tr. Lavendel fein
5 Tr. Mandarine

*Alles vermischen und gut schütteln*

Das Lavendelöl lindert Spannungen körperlicher und seelischer Art, beispielsweise bei Schulkindern, die sich schlecht vom Schultag lösen können.

Mandarinenöl wirkt entspannend, bringt Leichtigkeit und hilft bei Trotz.

# Körpermilch

**Rosen-Körpermilch**
Edle Rosendüfte pflegen
nach dem Duschen oder Baden

3 g Emulsan
15 g Mandelöl, evtl. Rosenblütenauszug
15 g Jojobaöl  *In Becherglas in Wasserbad erwärmen*

4 g Kakaobutter  *In der Restwärme schmelzen*

1 Msp Xanthan* oder Guarmehl  *Hinzufügen, auflösen lassen, bis 70°C erwärmen*

70 g Rosen-Hydrolat**  *In separatem Becherglas bis 70°C erwärmen in die Fettphase mixen, sanft kalt rühren*

6 Tr. ätherisches Rosenöl bulgarisch
je 3 Tr. Rosengeranium und Rosenholz
5 Tr. Wildrosenöl
oder 1 Tr. Sanddornfruchtfleischöl  *Darunterrühren*

** *Rezept mit Konservierung:*
60 g Wasser und
10 g Rosentinktur 70% oder Alkohol 70%
oder
10–20 Tr. Rokonsal oder Kaliumsorbat  *Darunterrühren*

3–5 Tr. Milchsäure  *Bis knapp unter den pH-Wert 5,5 sorgfältig darunterrühren*

**Körpercreme**
Sahnige Hautpflege für alle Hauttypen

3 g Montanov
20 g Mandelöl
10 g Sonnenblumenöl

4 g Sheabutter

1 Msp Xanthan* oder Guarmehl

70 g Hydrolat nach Wunsch

10–20 Tr. ätherische Öle nach Wunsch  *Zubereitung und Konservierung siehe oben*

Bei der Konservierung mit alkoholischen Pflanzentinkturen können sich diese Emulsionen wegen dem relativ hohen Wasseranteil nach einiger Zeit trennen.

Die Haltbarkeit dieser Produkte beträgt je nach Konservierung 4–12 Wochen.

* 1 Msp Xanthan oder Guarmehl = 0,2–0,5 g

## Körpermilch mit Lecithin, kaltgerührt

Dünnflüssige Lotion,
die gut in die Haut einzieht

4 g Lysolecithin
12 g Mandelöl
4–8 Tr. ätherische Öle

5 g Pflanzentinktur oder Alkohol 70%
1 Msp Xanthan* oder Guarmehl
25–30 g Hydrolat nach Wunsch

*In Töpfchen mit Schraubverschluss verrühren*
*In separatem Becherglas*
*Darunterrühren*
*Darunterrühren bis Gel entsteht*

*Das Gel in die Öl-Lecithin-Mischung rühren*

## Körperfluid

Erfrischende, kühlende Pflege
die keinen Fettfilm bildet

5 ml Melissentinktur 70%
5 Tr. Litsea cubeba
5 Tr. Pfefferminze

50 ml Jojobaöl
evtl. Melisse- oder Minzen-Ölauszug
50 ml Melisse- oder Minzenhydrolat
oder Teeaufguss

*Ätherische Öle in der Tinktur lösen*

*Hinzufügen, gut schütteln*

**Tipp:** Im Sommer mehr kühlendes, erfrischendes Hydrolat verwenden; im Winter mehr pflegendes Pflanzenöl.

Weil das Öl sich ohne Emulgator vom Wasser trennt, das Produkt vor Gebrauch gut schütteln. In eine Sprühflasche abgefüllt, lässt sich das Fluid wunderbar auftragen.

* 1 Msp Xanthan oder Guarmehl = 0,2–0,5 g

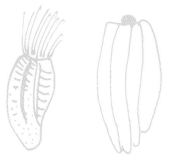

# Körperbutter

**Körperbutter im Topf**
Reichhaltige, gehaltvolle Pflege
für samtige Haut

10 g Aprikosenkernöl
10 g Haselnuss- oder Macadamiaöl
10 g Jojobaöl (Vanilleauszug) *Seite 159*
40 g Sheabutter
10 g duftendes Kokosfett

evtl. 10 Tr. Argan- oder Nachtkerzenöl

8–16 Tr. ätherisches Öl nach Wahl
z.B. Vanille, Benzoe, Tolubalsam, Rosenholz

*In einem Becherglas (250 ml) oder in einer Glasschüssel bis 50°C erwärmen.*

*In kleine Stücke schneiden*
*In den Ölen bei sehr niedriger Temperatur schmelzen; möglichst nicht über 40°C*

*Dazugeben, die geschmolzene Masse mit dem Mixstab kräftig rühren.*
*Sobald das Gefäss nicht mehr heiss ist, in ein kaltes Wasserbad stellen und abkühlen lassen*

*Zuletzt darunterrühren*

*Über Nacht kühl oder 10 Min. ins Eisfach stellen. Dann die feste Masse hochtourig zu sahnig-weicher Konstistenz mixen*

**Körperbutter in Formen oder festen Stücken**

5 g Bienenwachs
10 g duftendes Kokosfett
oder Jojobaöl (Vanille-Ölauszug) *Seite 159*

50 g Kakaobutter
50 g Sheabutter oder
30 g Sheabutter und 20 g Mangobutter

5–10 Tr. ätherisches Öl
z.B. Ylang-Ylang oder Rose

*Im Wasserbad schmelzen*

*In kleine Stücke schneiden, zufügen*
*Bei sehr kleiner Wärme schmelzen, 40°C*

*Darunterrühren*

*Die Masse in Silikon- oder Seifenformen giessen und zum Aushärten in den Kühlschrank stellen*

Feste Körperbutter ist konzentrierte Pflege am Stück. Sie eignet sich besonders für raue Hautstellen an Füssen, Ellbogen, für die Hände, im Winter sogar als Kälteschutz für die Wangen. Schön auch zum Massieren.

# Peelings

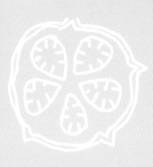
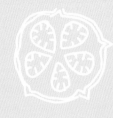
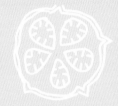

Zum Wechsel der Jahreszeiten, besonders im Frühling, belebt ein Körperpeeling die wintermüde Haut und bereitet sie auf die sonnigere Zeit vor.

Peelings bewirken eine gründliche Reinigung. Sie wirken angenehm durchblutungsfördernd und klärend auf die Haut. Verhornte Hautzellen werden dabei durch Rubbeln gelöst. Je nach Art der Peelingkörner kann diese Methode mehr oder weniger sanft sein.

Während der sonnenreichen Zeit sollten Sie sparsam mit Peelings umgehen oder ihre Anwendung ganz unterlassen, weil die verdickte Hornschicht ein Teil unseres hauteigenen Sonnenschutzes ist. Rubbeln Sie diese zu stark ab, kann dies zum Austrocknen der Haut, zu Sonnenempfindlichkeit oder zu Allergien führen.

**Anwendung:** *Das Peeling auf die angefeuchtete Körperhaut mit kreisenden Bewegungen einmassieren. Warm abduschen und die Haut sanft abtrocknen.*

**Körper-Peeling mit Meersalz**

Belebendes Peeling mit hautstraffender und erfrischender Wirkung. Durch den Ölgehalt trocknet es die Haut nicht aus und hinterlässt ein samtweiches Gefühl.
Gut auch bei Cellulite.

20 g Ölauszug auf Jojobaöl- oder Mandelöl-Basis
Nach Wunsch mit Birkenblättern oder Efeu

Ätherische Öle:
je 3 Tr. Grapefruit und Orange süss
je 2 Tr. Zypresse und
arabische Minze oder Pfefferminze

60 g feines Meersalz

*Die ätherischen Öle mit Pflanzenöl mischen; in das Salz rühren, in eine Glasdose abfüllen*

**Meersalz-Zitronen-Peeling**

1 TL dieses Peelings kann mit Duschgel-Grundlage vermischt und als Duschsalz-Peeling verwendet werden.

1 Tasse feines Meersalz
1 EL geriebene Zitronenschale
evtl. etwas feines Hafermehl
5 Tr. ätherisches Zitronengrasöl

*Alle Zutaten vermischen*

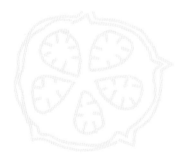

**Rohrzucker-Peeling**

Anstelle von Salz ist auch nicht zu grober Rohrzucker eine tolle Peeling-Idee

2 EL Oliven- oder Sonnenblumenöl
3 EL Rohrzucker

Nach Wunsch
5 Tr. ätherisches Orangenöl süss

*Alle Zutaten vermischen*

**Sanftes Mandel-Mehl-Peeling**

Dieses sanfte Peeling eignet sich gut für die empfindliche Haut. Sie können das Peeling auf den ganzen Körper oder partiell auftragen und gleich wieder mit warmem Wasser mit kreisenden Bewegungen abwaschen. Wenn Sie die Masse antrocknen lassen, entsteht ein stärkerer Peeling-Effekt.

3 EL Weizenmehl
2 EL fein gemahlene Mandeln
1–2 EL Naturjoghurt
1 TL getrocknete Kräuter
z.B. Salbei, Pfefferminze, Thymian, Kamille

*Alle Zutaten
zu einer streichfähigen Paste vermischen*

**Rosen-Rhassoul** für das Hammam zu Hause

Die mineralstoffreiche Lavaerde ist im Orient ein sehr beliebtes, sanftes Reinigungsmittel, das für empfindliche Haut und auch als Haarwaschmittel günstig ist.

1 EL Rhassoul Lavaerde
1 EL getrocknete Rosenblüten, pulverisiert
2 EL Rosenhydrolat
1–2 Tr. ätherisches Rosenöl Marokko

*Vermischen*

*Hinzufügen, zu dünnem Brei vermischen*

*Darunterrühren*

**Anwendung:** *Mit den Händen oder einem Pinsel auf den Körper auftragen. Nach 10 Minuten mit warmem Wasser, mit kreisenden Bewegungen vorsichtig abwaschen.*

# Puder Deodorant

Puder – nach dem Duschen oder Baden, mit einer duftigen Puderquaste aufgetragen – ein Hauch von Luxus.

### Körperpuder

Der Puder mit Farnesol-Zusatz eignet sich als mildes Deodorant, auch für die Füsse.

20 g Kaolin (weisse Tonerde)
20 g Mais- oder Reisstärke
10 g Veilchenwurzelpulver
10 Tr. Jojobaöl
10 Tr. ätherisches Öl nach Wunsch
Evtl. 5–10 Tr. Farnesol

Duft-Variante: Aufgeschlitzte Vanilleschoten oder frische Rosengeraniumblätter in der Pudermischung ein paar Tage ziehen lassen

*In ein Schraubglas geben und gut schütteln*
*Tipp: In einem geschlossenen Elektromixer zubereitet wird der Puder besonders luftig.*

*Dazuträufeln*
*Mit einem Pistill gut vermischen*

*Durch ein Mehlsieb oder ein feines Küchensieb sieben.*
*In eine hübsche Glasdose abfüllen*

### Kamillen-Deodorant

25 ml Kamillentinktur
je 5 Tr. Kamille römisch und Lavendel fein
10 Tr. Zitrone und 20 Tr. Farnesol
100 ml Hamameliswasser

*Ätherische Öle in der Tinktur lösen*
*Unter Rühren hinzufügen, ins Kühlfach stellen Anderntags filtrieren, damit die Lösung klar wird Seite 158. In Zerstäuberflasche abfüllen*

### Mildes Deodorant ohne Alkohol

50 ml Salbei-Hydrolat
50 ml Hamamelis-Hydrolat
20 Tr. Farnesol

*Alle Zutaten miteinander verrühren und in eine Zerstäuberflasche abfüllen*

### Deo-Roll-on

10 ml Alkohol 70% oder Pflanzentinktur, z.B. Lavendeltinktur
5–10 Tr. Lavendel fein
10 Tr. Farnesol
1 Msp Xanthan*
40 ml Lavendelhydrolat

*Im Alkohol lösen*
*Darunterrühren*
*Sehr schnell dazugiessen und sofort schütteln*

\* 1 Msp Xanthan oder Guarmehl = 0,2–0,5 g

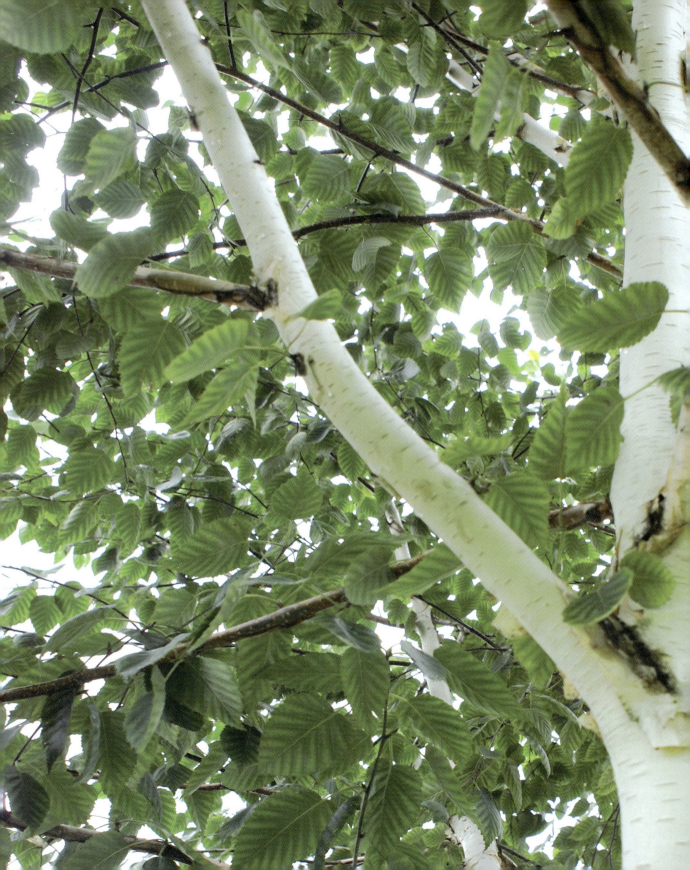

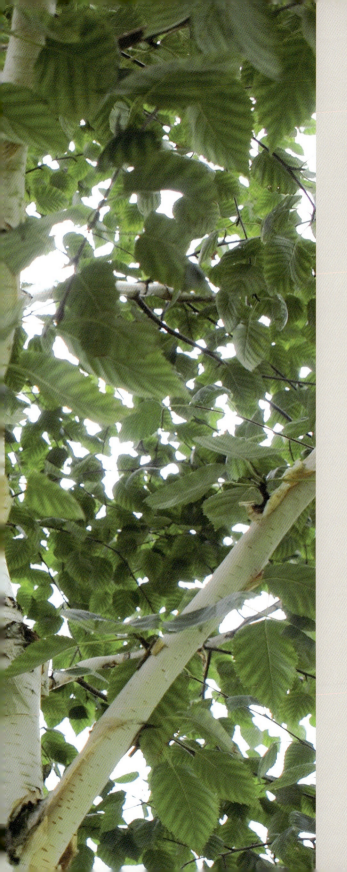

# Haarpflege

# Die Magie der schönen Haare

Den Haaren sind immer wieder magische Kräfte und symbolhafte Bedeutung zugeschrieben worden. Bei den Germanen waren lange Haare ein Zeichen der Freien und Adeligen. Götter, Priester, Könige und Weise sind meist mit langen Haaren dargestellt. In zerzausten und wirren Haaren sollen sich Geister und Dämonen fangen. Deshalb wurden sie gerne geflochten, um es den Dämonen zu erschweren sich festzusetzen. Haare gelten als Verlängerung des Körpers in die Aura, fangen Schwingungen auf und geben sie ab.

Auch heute sind sie Zeichen von Rebellion und anders sein wollen. Jugendliche zeigen sich je nach Trend mit wuchtigen Punk-Frisuren, schrillen Farben oder verfilzten Rastas. Auch glatt rasierte Glatzköpfe sind manchmal «in».

Die Haare wachsen etwa 1 cm pro Monat und werden 5–7 Jahre alt. Von der Haarwurzel her wird dann ein neues Haar gebildet. Durch diesen Haarwechsel ist ein Verlust von 50–100 Haaren pro Tag normal. Chemisch gesehen besteht die Haarsubstanz zu 90% aus Keratin, einem wasserunlöslichen Gerüsteiweiss.

Volles, glänzendes, kräftiges Haar – das ist der Wunschtraum vieler Menschen. Noch mehr als die Haut, spiegeln auch die Haare unser Innenleben: Wenn es uns nicht gut geht, hängen die Haare oft matt und kraftlos. Oder sie «fliegen» und wir können gar nichts mit ihnen anfangen...

Als Drogistin fand ich es jeweils besonders anspruchsvoll, ein wirklich «gutes Shampoo» zu verkaufen, mit dem die Kunden garantiert zufrieden sein sollten. Je nach Lebenssituation, hormonellem Zyklus, Gefühlszustand, Stress, bei Krankheiten oder Fehlernährung reagieren die Haare unterschiedlich.

Mit gesunder Ernährung, viel Bewegung und einer auf die Haarproblematik angepassten Pflege können wir einiges zur Schönheit unseres natürlichsten Schmuckes beitragen. Ein neuer Haarschnitt oder eine Tönung können dem Gesicht ein frisches Aussehen geben und eine neue Lebensphase unterstreichen.

### Haarpflege-Tipps

- Haare nicht zu heiss waschen, eine kühle Spülung zum Abschliessen glättet das Haar und schenkt schönen Glanz.
- Haare schonend und so oft wie möglich an der Luft trocknen
- Durch das Bürsten mit einer guten Naturbürste wird die Kopfhaut durchblutet. Die Borsten saugen das Fett von der Kopfhaut auf; dadurch wird es gleichmässig auf die Haare verteilt und es ergibt sich ein natürlicher Schutz.
- Bei Sonne die Haare mit einem leichten Tuch oder einem Hut schützen – dies vermeidet das Austrocknen.

### Welche Pflanzen eignen sich speziell für die Haarpflege?

#### Für die Pflege von fettem Haar und bei Schuppen

| | |
|---|---|
| Birkenblätter | Entzündungshemmend, durchblutungsfördernd bei schuppender und fettender Kopfhaut, aufhellend für blondes Haar |
| Brennesseln | Durchblutungsfördernd, mild desinfizierend bei fettender Kopfhaut und Schuppen. Getrocknet verwenden, sonst grünliche Färbung bei blondem Haar. |
| Huflattich | Reguliert die Talgsekretion |
| Pfefferminze | Sehr erfrischend für die Kopfhaut |
| Rosmarin | Durchblutungsfördernd, erleichtert den Abfluss der Talgsekretion, für dunkle Haare |
| Salbei | Desinfizierend, sanft entfettend, erfrischend, für dunkle Haare |
| Spitzwegerich | Entzündungshemmend, ausgleichend |

#### Für trockene, spröde Haare und Schuppen

| | |
|---|---|
| Kamille | Reizmildernd, desodorierend, aufhellend für blondes Haar |
| Klettenwurzel | Entzündungshemmend, gegen schuppige Kopfhaut |
| Kornblumen | Für weisses Haar mit leichtem Gelbstich |
| Malve | Für weisses Haar mit leichtem Gelbstich |
| Melisse | Belebend, entspannt die Kopfhaut |
| Ringelblumen | Mild entzündungshemmend |
| Rosenblüten | Ausgleichend |

### Ätherische Öle

**Bei fettem Haar:** Rosmarin, Pfefferminze, Arabische Minze, Zitrone, Manuka, Lavendel, Zitronengras
**Bei trockenem Haar:** Benzoe, Kamille römisch, Rosengeranium, Rosenholz, Palmarosa

# Grundrezept

Die Rezepturen für Naturshampoos sind ähnlich wie jene für Duschgels.

Ich halte den Tensidanteil noch niedriger, indem ich das Produkt wegen der besseren Haltbarkeit zwar konzentriert herstelle, vor Gebrauch aber noch mit Wasser auf der Handfläche verdünne. Zuviele Tenside und Pflegestoffe beschweren das Haar und es fällt dadurch weniger luftig.

**Lavendel-Shampoo**

Shampoo für jedes Haar

| | |
|---|---|
| 5 g Alkohol 70% oder Lavendel-Tinktur 70% $^1/_2$ TL Xanthan* | *Im Alkohol lösen* |
| 130 g reines, abgekochtes Wasser abgekühlt oder Lavendelhydrolat oder Lavendel-Teeaufguss | *Unter Rühren hinzufügen* |
| 60 g Kokosbetain oder Decylglucosid | *Unter Rühren hinzufügen* |
| 20 Tr. ätherisches Lavendelöl | *Beifügen, rühren* |
| 10 Tr. Kaliumsorbat oder Rokonsal | *Beifügen, rühren* |
| 3–6 Tr. Milchsäure | *Bis knapp unter den pH-Wert 5,5 beifügen sorgfältig darunter rühren* |

Wichtig: bei der Verwendung von Decylglucosid unbedingt den pH-Wert sauer einstellen!

Haltbarkeit: Je nach Wasser und Konservierung 8–12 Wochen

* $^1/_2$ TL Xanthan = 1–2 g

# Shampoos

**Kamillen-Shampoo**

Für trockenes, dünnes Haar

5 g Alkohol 70% oder Kamillen-Tinktur
½ TL Xanthan*

130 g Kamillen-Teeaufguss
60 g Kokosbetain

1 TL Lysolecithin oder Pflanzenöl
nach Wunsch

10–20 Tr. ätherische Öle
z.B. Kamille römisch oder Zitrone

*Herstellung wie Grundrezept*
*Konservierung wie beim Grundrezept*

**Kräuter-Shampoo**

Gegen fettendes Haar

Wählen Sie Pflanzen aus der Liste *Seite 137* einzeln oder gemischt, abgestimmt auf Ihr Haarproblem.

Mit entsprechenden ätherischen Ölen unterstützen Sie die gewünschte Wirkung.

*Verwenden Sie gegen fettendes Haar*
*das Grundrezept mit Decylglucosid*

**Henna-Shampoo**

Für schönes Volumen und Glanzreflexe

200 ml Wasser
1 EL Hennapulver normal

Von diesem Pflanzen-Farbauszug 130 ml verwenden

*Ins Wasser geben*
*Etwa 15 Minuten leicht köcheln lassen*

*Durch Filterpapier oder Gazetuch filtrieren*

*Herstellung siehe Lavendel-Shampoo*

* ½ TL Xanthan = 1–2 g

## Aus Grossmutters Rezeptbuch

### Cognac-Ei-Shampoo
Für normales und fettiges Haar

2 Eigelb
60 ml Wodka
oder Pflanzentinktur 40 %
6–10 Tr. ätherisches Öl nach Wunsch

Mindestens 2 Wochen haltbar

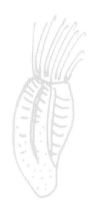

*Alle Zutaten miteinander verquirlen und in eine Flasche abfüllen*

### Ei-Honig-Shampoo
Für trockene Haare

2 Eigelb
Saft einer Zitrone
1 TL Honig
1 EL Pflanzenöl nach Wunsch
5 Tr. ätherisches Öl, z.B. Rosengeranie

Für den sofortigen Gebrauch gedacht!

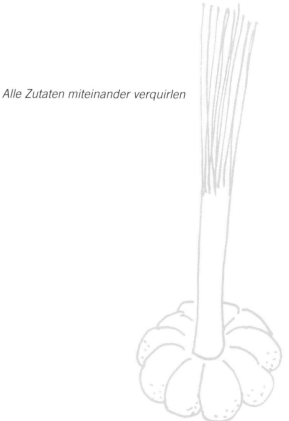

*Alle Zutaten miteinander verquirlen*

Früher wurden Eier und Eigelb häufig zur Herstellung von Shampoos verwendet.

Das lecithinhaltige Eigelb kann das Fett der Kopfhaut emulgieren. Es bildet sich eine W/O-Emulsion, die mit Wasser ausgewaschen werden kann.

# Haarspülungen

 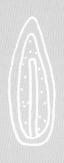 

Eine einfache Art, Kräuter-Haarspülungen herzustellen, ist ein Teeaufguss, wie auf *Seite 24* beschrieben.

*Spülen Sie das gewaschene Haar mit etwa 250 ml Kräutertee aus Pflanzen Ihrer Wahl.*

*Zur Verbesserung der Durchblutung massieren Sie die Kopfhaut mit den Fingerspitzen sanft. Anschliessend wird das Haar nicht mehr gespült. Trocknen Sie die Haare schonend und ohne heftiges Trockenrubbeln.*

**Kornblumen-Haarspülung**

Diese Spezialität ist empfehlenswert für weisses Haar mit leichtem Gelbstich.

250 ml Wasser
1 Handvoll getrocknete Kornblumen

*Die Blumen mit dem kochenden Wasser übergiessen und 20 Minuten ziehen lassen*

*Filtrieren*

*Die Flüssigkeit gleichmässig im handtuchtrockenen Haar verteilen*

**Saure Kräuter-Haarspülungen**

werden wie Kräuteressig hergestellt *Seite 27*

Vor allem bei kalkhaltigem Wasser und für glanzlose, spröde Haare und bei Schuppenproblemen sind sie sehr empfehlenswert.

Wenn Sie die Haare gerne mit festen Seifenstücken waschen, ist die saure Spülung sehr wichtig, um den alkalischen pH-Wert zu neutralisieren.

*Die Spülung macht die Haare geschmeidig, glänzend und gut frisierbar.*
*Die Kopfhaut wird gut durchblutet.*

**Kräuter-Haarspülung mit Apfelessig**

Für normales und fettiges Haar

500 ml Apfelessig
Schale einer ungespritzten Zitrone

Je 1 EL Rosenblüten, Lavendel, Rosmarin und Melissenblätter, frisch oder getrocknet

1 TL Alkohol 70% oder Pflanzentinktur

25 Tr. ätherische Öle
den Pflanzen entsprechend

*Bereiten Sie, wie auf Seite 27 beschrieben, einen Kräuteressig her. Lösen Sie die ätherischen Öle im Alkohol oder in der Tinktur und mischen Sie sie mit dem Essig.*

*Zur Anwendung die Haare zunächst mit einem milden Shampoo waschen.*

*100 ml der Haarspülung mit 300 ml Wasser verdünnen und die Haare damit spülen. Auch die Kopfhaut leicht damit einreiben.*

*Anschliessend die Haare nicht nachspülen.*

**Saure Haarspülung schnelle Art**

3 EL Obstessig
100 ml Wasser
Saft einer Zitrone
5 Tr. ätherische Öle nach Wunsch

*Alle Zutaten vermischen*
*Auf die noch feuchten Haare auftragen*
*Lauwarm spülen*

**Apfelsaft-Spülung**

100 ml naturreiner Apfelsaft
1 EL frische oder getrocknete Kräuter nach Wunsch
200 ml Wasser

*Alles mischen, einige Stunden ziehen lassen*
*Die Haare damit spülen*

**Creme-Haarspülung / -Haarkur**

2 g Montanov oder
3 g Emulsan

2 g Lysolecithin oder Haselnussöl
4 g Avocadoöl
4 g Jojobaöl

1 Msp Guarmehl

80 g Wasser, Hydrolat oder Kräutertee

10 Tr. Rosenholz oder äth. Öl nach Wunsch

*Konservierung:*
10–20 Tr. Kaliumsorbat oder Rokonsal
3–5 Tr. Milchsäure

*In Becherglas in Wasserbad bis 70°C erwämen*

*In der Schmelze auflösen*

*In zweitem Becherglas bis 70°C erwärmen, in die Fettphase giessen, hochtourig mixen, dann sanft kaltrühren*

*Darunterrühren*

*Darunterrühren*
*Bis knapp unter pH 5,5 darunterrühren*

**Kräuter-Haarwasser**

Bei fettender Kopfhaut und fettigen Schuppen

100 ml Alkohol 70 %
Je 1 EL Brennesseln, Birkenblätter, Ringelblumen, Huflattich, Rosmarin, Melisse, getrocknet oder frisch

10 Tr. ätherische Öle z.B. Melisse 10%

150 ml Wasser oder Hamamelishydrolat

*Mit den Kräutern eine Tinktur herstellen*
*1–3 Wochen ziehen lassen Seite 26*

*In der Tinktur lösen*

*Zufügen, mischen und klar filtrieren*

Dieses Haarwasser durchblutet die Kopfhaut und stimuliert die Haarwurzeln bei Haarausfall. Die Kräuter wirken sich günstig aus auf die Talgsekretion. Das Hamameliswasser hat eine adstringierende Wirkung.

*Befeuchten Sie die Fingerspitzen mit der Lotion und massieren Sie den Haarboden sanft.*

# Haarkuren

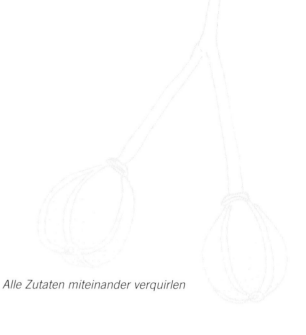

**Honig-Ei-Packung\***
Gegen trockenes, sprödes Haar

2 Eigelb
2 EL Mandel- oder Sonnenblumenöl
oder Ölauszug mit Kräutern nach Wunsch

1–2 EL flüssiger Honig
Akazien- oder Waldhonig

*Alle Zutaten miteinander verquirlen*

**Kräuterpackung\***
Gegen trockene, schuppige Kopfhaut
und trockenes Haar

100 ml Olivenöl
oder Ölauszug mit Pflanzen Ihrer Wahl
z.B. je 1 EL Lavendelblüten, Rosmarin-
Birken- und Brennesselblätter

*Ölauszug zubereiten siehe Seite 29*

**Bier-Ei-Packung\***
Stärkt brüchiges, glanzloses Haar

40 ml Bier
1 Ei

*Miteinander verquirlen*

*\* Die Packungen auf die gewaschenen,
handtuchtrockenen Haare streichen*

*Eine Plastikhaube überziehen und ein
Frottiertuch darumwickeln*

*30 Minuten wirken lassen, gut ausspülen*

### Kokos-Haarbalsam

Schutz vor Sonne, Salzwasser und Chlor

Duftendes Kokosfett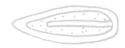

Mit den Fingern auf die Haare oder die Haarspitzen geben, gut einkneten

### Haarwachs

4 g Bienenwachs

10 g Haselnussöl oder Öl nach Wunsch

2 g Sheabutter oder Kokosfett

3 Tr. ätherisches Öl
z.B. Zeder oder Rosenholz

*In Becherglas in Wasserbad schmelzen*

*Zufügen, erwärmen*

*Schmelzen*

*Darunterrühren, in eine Dose füllen*

Wenig Wachs auf die Fingerspitzen geben
Hilft bei Spliss und trockenen Haarspitzen

### Klettenwurzelöl

Bei spröden Haarspitzen
gegen trockene, schuppende Kopfhaut

20 g Klettenwurzeln getrocknet
100 ml Pflanzenöl
z.B. eine Kombination von Sonnenblumen- und Jojobaöl oder Mandelöl

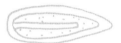 

*Ölauszug zubereiten siehe Seite 29*

Auf Wunsch vieler läusegeplagter Familien zu diesem Thema eine Rezeptur, die ich von meinen Botanik-Freundinnen Maja dal Cero und Soham erhalten habe:

### Ölpackung gegen Kopfläuse

100 ml Klettenwurzelöl

 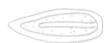

Ätherische Öle:
15 Tr. Lavendel fein, 10 Tr. Rosengeranium
5 Tr. Teebaum oder Manuka

Diese Mischung auf die Haare auftragen und während einiger Stunden, am besten über Nacht einwirken lassen (das Kopfkissen mit einem Badetuch schützen)

Eine Kräuteressig-Haarspülung, am wirkungsvollsten mit Wermut (Artemisia absinthium) angesetzt eignet sich sehr gut zum Spülen.

Anderntags die Haare waschen, am besten mit Lavendelshampoo und den ätherischen Ölen wie oben

*Zubereitung siehe Kräuteressig, Seite 27*
*Nur ein paar Tage ansetzen*

Nach der Kräuteressig-Spülung lassen sich die Haare gut mit einem Läuse-Kamm kämmen.

# Glanz- und Farbreflexe

Haare färben mit Pflanzenpulvern hat eine lange Tradition. Schon vor Urzeiten wurde in den arabischen und asiatischen Ländern sowie in Nordafrika Henna nicht nur zum Haare färben, sondern auch für kunstvolle Bemalungen von Handflächen und Füssen gebraucht. Obwohl es heute zum Glück immer bessere Naturhaarfarben in Tuben gefüllt zu kaufen gibt, möchte ich Ihnen diese Möglichkeiten nicht vorenthalten.

**Henna, lawsonia inermis**
wird aus den Blättern des tropischen Henna- oder Zypernstrauches gewonnen. Die gemahlenen Blätter ergeben ein grünliches Pulver. Im Frühjahr geerntete Blätter enthalten kaum Pigmente. Im Handel wird dieses Hennapulver als «neutral» bezeichnet. Es enthält vor allem Gerbstoffe, die durch den sauren pH-Wert das Keratin des Haares zusammenziehen. Henna neutral wird vor allem in Shampoos oder als nichtfärbende Pflegekur für glanzlose und strapazierte Haare verwendet.

Das rotfärbende Henna wird im Herbst geerntet, nachdem sich der Farbstoff «Lawson» in den heissen Sommertagen voll ausbilden konnte. Die relativ kleinen Farbmoleküle gelangen in das Haar und ergänzen die natürliche Haarfarbe. Das Färben stark ergrauter Haare mit Henna allein ergibt leider meist keine befriedigendes Resultat (karottenrot). Im Handel ist auch schwarz und braun färbendes Henna erhältlich. Allerdings sind darin häufig synthetische Farbstoffe enthalten.

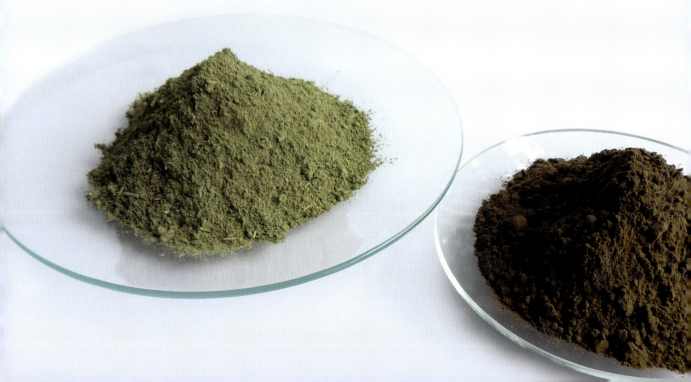

# Pflanzenfarbe

**Grundrezept Pflanzenfarbpackungen**
6–8 EL Pflanzenfarbpulver
200–250 ml kochendheisses Wasser*

1 EL Pflanzenöl z.B. Oliven-, Avocado-, Mandel-, oder Sonnenblumenöl
1 TL Zitronensaft

1 Eigelb

*Schwarztee oder ein Schuss Rotwein anstelle von Wasser intensiviert den Farbton

*Langsam unter Rühren dazu giessen und zu einem Brei verrühren*

*Darunterrühren*

*Nach Wunsch, darunterrühren*

**Anwendung**

*Um den Haaransatz etwas Fettcreme auftragen, damit die Haut keine Farbe annehmen kann*

*Plastikhandschuhe anziehen und Kleider mit Frottiertuch schützen*

*Den Pflanzenfarbbrei auf das trockene Haar oder die gewaschenen, leicht angetrockneten Haare auftragen*

*Zuerst den Haaransatz mit einem flachen Haarfärbepinsel bestreichen, dann löffelweise den Farbbrei mit den Händen ins restliche Haar einarbeiten, bis alle Haare gut damit bedeckt sind*

*Mit einer Plastikhaube abdecken und ein altes Frottiertuch wie einen Turban umlegen. Die Wärme unterstützt die Wirkung.*

*Einwirkungszeit bei hellem Haar 10–20 Minuten, bei dunklem Haar 1–2 Stunden*

*Die Haare gut waschen und gründlich spülen*

# Farbideen

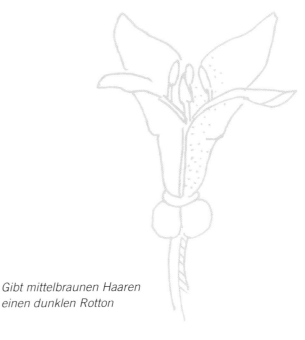

Alle diese Pflanzenpulver können Sie in pulverisierter Form kaufen.

*Variante:* Mahlen Sie Ihre Kräuter in einer Kräutermühle oder einer elektrischen Kaffeemühle zu Pulver.

4–5 EL Henna
2 EL Walnussschalen
2 EL Sennesblätter

*Gibt mittelbraunen Haaren einen dunklen Rotton*

4–5 EL Henna
3 EL Krappwurzeln
1 EL Kaffee

*Gibt mittelbraunen Haaren einen goldenen Rotton*

Walnussschalen

*Geben braunem und dunkelblondem Haar schöne, warme Brauntöne*

Heidelbeeren

*Verleihen dunkelblondem Haar einen leichten Ascheton*

Krappwurzeln

*Bei blonden Haaren entstehen warme, rotbraune Töne*

Rhabarberwurzeln

*Gibt blondem Haar einen schönen Goldton*

Sennesblätter

*Schöner Braunton für mittelbraune Haare*

# Spülungen

**Haarspülungen mit Pflanzenfarben**

Mit Pflanzenfarben lassen sich auch pflegende Haarspülungen zubereiten.

Falls Sie Ihre Haarfarbe mit wenig Aufwand auffrischen wollen, kann ich diese Idee sehr empfehlen.

**Grundrezept**

400 ml Wasser

5 EL Pflanzenfarbpulver nach Wunsch

1 EL Obstessig oder Zitronensaft

Evtl. 1 TL Bienenhonig

*Aufkochen*

*Dazurühren*

*Dazurühren und 15 Minuten ziehen lassen, dann durch Kaffeefilterpapier filtrieren*

*Auflösen*

*Die Haare nach dem Waschen mit dieser Lösung spülen*

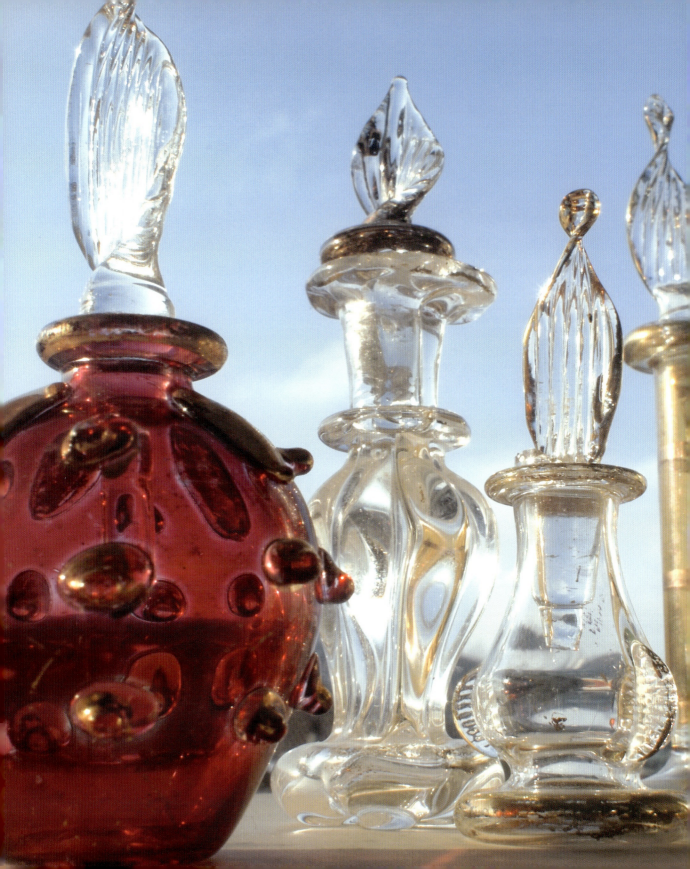

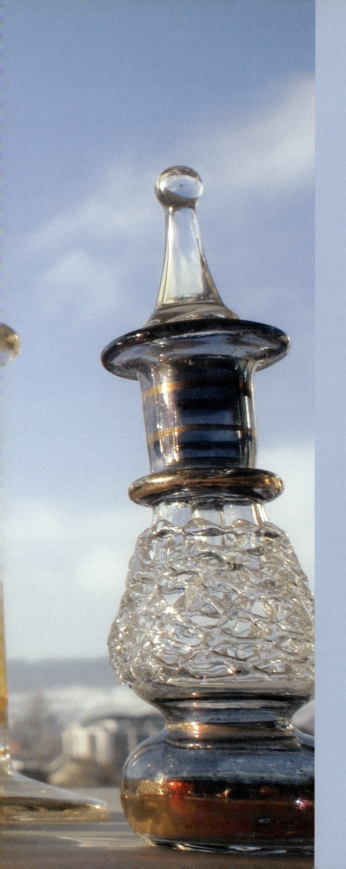

# Parfums

**Was geschieht, wenn wir riechen?**

Düfte stimulieren unseren Geruchsinn; sie können Emotionen, Phantasien oder Erinnerungen wachrufen – Sympathien oder Abneigungen.

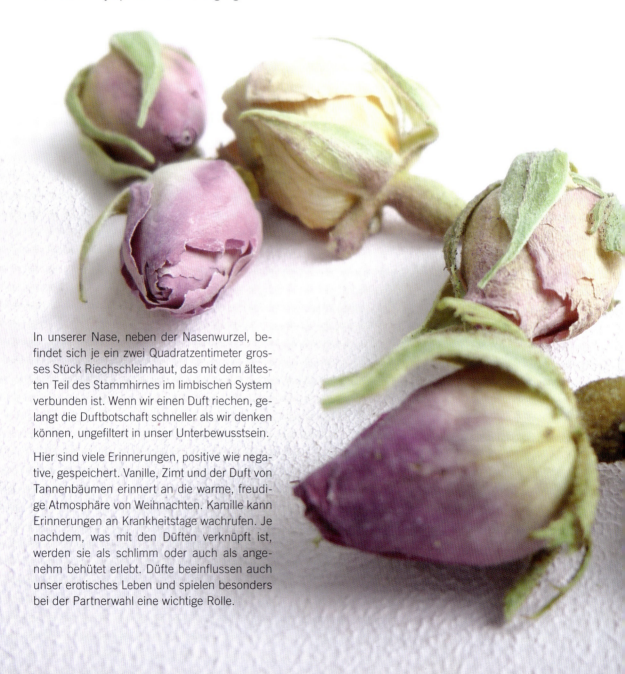

In unserer Nase, neben der Nasenwurzel, befindet sich je ein zwei Quadratzentimeter grosses Stück Riechschleimhaut, das mit dem ältesten Teil des Stammhirnes im limbischen System verbunden ist. Wenn wir einen Duft riechen, gelangt die Duftbotschaft schneller als wir denken können, ungefiltert in unser Unterbewusstsein.

Hier sind viele Erinnerungen, positive wie negative, gespeichert. Vanille, Zimt und der Duft von Tannenbäumen erinnert an die warme, freudige Atmosphäre von Weihnachten. Kamille kann Erinnerungen an Krankheitstage wachrufen. Je nachdem, was mit den Düften verknüpft ist, werden sie als schlimm oder auch als angenehm behütet erlebt. Düfte beeinflussen auch unser erotisches Leben und spielen besonders bei der Partnerwahl eine wichtige Rolle.

# Die Geschichte des Parfums

Mythen, Sagen und Fresken deuten auf eine alte Duftkultur hin, die es bereits vor Tausenden von Jahren gab. Funde von wunderschönen Parfumflacons und Salbengefässen, auch von Tontöpfen, die auf eine simple Gewinnung der Duftstoffe hinweisen, belegen dies. Die Kunst der Herstellung von Duftsalben und Parfumölen wird in alten Texten beschrieben; auch die Bibel erzählt von Räucherwerk und duftenden Salbölen.

Das Verbrennen von aromatischen Pflanzen, Harzen und Hölzern diente zum Reinigen und Heilen, vor allem auch um «die Götter gnädig zu stimmen».

Die Duftstoffe kamen von China und Indien her und fanden ihren Weg über die Weihrauchstrasse nach Ägypten, Griechenland und schliesslich nach Rom. Kostbares Räucherwerk wie Weihrauch, Myrrhe, Sandelholz und Amber wurden zusammen mit Gewürzen wie Kardamom, Pfeffer, Nelke, Zimt, Muskat und Vanille gehandelt. Vor allem die Römer schwelgten in köstlichsten Düften: Räuchern, Parfums, Salben und Bäder waren für sie unentbehrlich. Das Wort Parfum stammt aus dem Lateinischen und bedeutet: «durch den Rauch».

Im 11. Jahrhundert erschuf der berühmte Arzt und Alchemist Avicenna die Kunst der Wasserdampf-Destillation mit einer sehr fortschrittlichen Methode. Dieses arabische Wissen gelangte über Spanien nach Europa. In Südfrankreich, vor allem in der Gegend um die Stadt Grasse, konnte das Handwerk der Parfumeure schon früh Fuss fassen, waren doch aromatische Wildpflanzen, Wasserquellen, See- und Landwege, Arbeitskräfte und Kapital reichlich vorhanden. In Familienbetrieben wurden Lavendel, Jasmin, Ginster, Orangen- und Rosenblüten destilliert.

Ab dem 18. Jahrhundert, dem Beginn des «Parfum-Zeitalters», gewannen auch bei uns Düfte immer mehr an Bedeutung. Da im Mittelalter das Baden und Waschen als sehr ungesund angesehen wurden, brauchte man dringend Duftstoffe, um die unangenehmen Körpergerüche zu übertönen.

Im Laufe des 19. Jahrhunderts entwickelte sich aus dem angesehenem Handwerk der Parfumeure mehr und mehr eine Industrie. Französische und deutsche Chemiker fingen an, die Inhaltsstoffe von ätherischen Ölen zu erforschen. Die ersten synthetischen Duftstoffe wurden entwickelt. Damit wurden natürliche ätherische Öle immer mehr aus der Parfumerie verdrängt.

Um 1940 erforschte der französische Chemiker Maurice Gattefossé die kosmetischen und medizinischen Wirkungen der ätherischen Öle auf der Haut. Er schuf den Begriff «Aromathérapie» und führte zur Wiederentdeckung der natürlichen ätherischen Öle.

Seit den achziger Jahren des letzten Jahrhunderts erfreuen sich immer mehr Menschen an natürlichen Düften, Naturparfums und Naturkosmetik.

## Was sind ätherische Öle?

Ätherische Öle sind in winzigen Tröpfchen in den Ätherisch-Öldrüsen von Blüten, Samen, Blättern oder Wurzeln enthalten. Sie erzeugen den Duft einer Pflanze, der sich oft schon durch die Sonnenwärme entfalten kann. Mit ihrem Duft locken die Pflanzen Insekten an oder halten sie fern. Manche Pflanzen schützen sich durch den Duft vor Schädlingen oder Mikroorganismen (Viren oder Bakterien). Durch die Duftstoffe wird auch der Stoffwechsel in den Zellen der Pflanzen reguliert.

Ätherische Öle können aus wenigen oder einigen hundert Substanzen bestehen. Das ätherische Öl der Rose zum Beispiel kann bis zu 500 Einzelkomponenten in winzigsten Prozentanteilen enthalten. Gerade bei der Rose ist es bis heute nicht gelungen, Öle in der gleichen Qualität nachzubauen. Um 1 kg Rosenöl zu gewinnen, braucht es etwa 5000 kg Rosenblüten; für 1 Tropfen 30 Rosen.

**Ätherische Öle sind also Kostbarkeiten in hoher Konzentration.**
**Sie werden oft als die «Seele der Pflanzen» bezeichnet.**

Ein natürliches ätherisches Öl ist ein Wunderwerk, das nur die Natur selbst in dieser Vollkommenheit schaffen kann. **Naturreine, echte** (authentische, genuine) **ätherische Öle** sind chemisch nicht veränderte Stoffe, die aus der Pflanze durch Verfahren, wie unten beschrieben, gewonnen werden.

Ätherische Öle haben wegen ihren fettlöslichen (lipophilen) Eigenschaften die Fähigkeit, die Haut-Barriereschicht zu durchdringen. Sie gelangen in tiefer liegende Hautschichten und durch die Lymphflüssigkeit in den Blutkreislauf. Somit entfalten sie ihre Wirkungen nicht nur auf der Haut, sondern wirken auf unser gesamtes Wohlbefinden. Über die Lungen, Nieren, den Darm und die Haut werden sie wieder ausgeschieden.

**Biotechnologische Duftstoffe** werden durch enzymatische und mikrobiologische Verfahren gewonnen. Obwohl diese Stoffe natürlichen Ursprungs sind, haben sie oft nichts mit der Pflanze, nach der sie riechen, gemeinsam (z.B. Himbeerduft aus Holzabfällen).

**Naturidentische Öle** (Aromaöle) werden aus Molekülen, die natürlichen oder synthetischen Ursprungs sein können, im Labor entsprechend den ätherischen Ölen nachgebaut. Die synergetische Wirkung der vielen, zum Teil noch unerforschten Einzelsubstanzen fehlt in einem naturidentischen Öl. Naturheilkundlich betrachtet haben Aromaöle keine lebendige Energie gespeichert.

**Synthetische Öle** (Parfumöle) Die Duftmoleküle werden künstlich hergestellt.

# Die Gewinnung ätherischer Öle

**Kaltpressung:** Aus Zitrusfrüchten wie Zitrone, Orange, Clementine, Orange, Limette und Bergamotte gewinnt man die Duftstoffe durch mechanisches Auspressen und anschliessendes Zentrifugieren.

**Die Wasserdampfdestillation:** Sie ist die gebräuchlichste Methode für die Gewinnung ätherischer Öle. Die duftenden Pflanzenteile werden im «Alambic» (heutzutage meistens Chromstahl-Behälter) mit Wasser bis zur Verdampfung erhitzt. Der aromatische Dampf wird durch eine Kühlschlange kondensiert und gelangt in ein Überlaufgefäss. Das in den meisten Fällen leichtere ätherische Öl schwimmt auf dem duftenden Wasser. Mittels der venezianischen Flasche wird das Öl vom Wasser getrennt. Das Nebenprodukt der Destillation ist das duftende Wasser, das Hydrolat, das gerne für die Aromatherapie und als Wasserphase für Kosmetikprodukte verwendet wird.

**Extraktion:** Düfte empfindlicher Blüten wie Ginster, Mairose, Jasmin, Tuberose, oft auch Neroli, werden mit Lösungsmitteln (meistens Hexan) gewonnen. Das Lösungsmittel wird unter Vakuum abdestilliert. Es entsteht das Concrête, eine wachsartige Pommade. Mit Alkoholdestillation und anschliessender Abdampfung wird das dickflüssige Absolue gewonnen, das meistens noch mit Alkohol verdünnt wird. Resinoide sind Extrakte aus Harzen wie Weihrauch, die mit Hexan oder Alkohol extrahiert werden. Resinoide, die mit Alkohol gewonnen werden (Tolubalsam, Benzoe) sind von Vorteil für die Aromatherapie, da sie keine synthetischen Rückstände enthalten.

**Extraktion mit Kohlendioxid:** Gasförmiges Kohlendioxid wird unter sehr hohem Druck bei 30°C bis 80°C verflüssigt. Das Pflanzenmaterial platzt unter der Druckeinwirkung und gibt sein ätherisches Öl ab. Die Düfte sind mit dieser Gewinnungsart frei von Lösungsmittelrückständen. Auch temperaturempfindliche Duftstoffe können auf diese Weise gewonnen werden und der Duft wird als voll und rund wahrgenommen. Der hohe Druck könnte sich aber auch negativ auf die feinstoffliche Energie der Öle auswirken. Die Kohlendioxid-Extraktion ist die neuste Methode zur Gewinnung von ätherischen Ölen. Sie ist sehr kostspielig und nur bei wenigen Lieferanten erhältlich.

**Enfleurage:** Empfindliche, frisch gepflückte Blüten wie Jasmin oder Orangenblüten wurden auf mit Schweinefett bestrichene Glasplatten gelegt. Die Blüten ersetzte man täglich durch neue, bis das Fett sehr konzentriert an Duftstoffen war. Diese aufwändige Methode wird heute fast nicht mehr praktiziert.

**Die Komposition
eines Parfums kann sich wie das Malen eines Bildes
oder das Kreieren eines Musikstücks
anfühlen...**

Der Wunsch zu gefallen, seine eigene Duftnote auszusenden, entspricht einem ursprünglichen Bedürfnis und ist ein wichtiger Bestandteil unserer Kommunikation. Düfte betonen unsere persönliche Ausstrahlung. Sie können uns aufheitern, vielleicht sogar beflügeln. Sie sind wunderschöne Begleiter, die unseren Alltag beduften.

Von den alten Alchemisten kennen wir die Lehre der drei Prinzipien: Sulfur, der Geist, Merkur, die Seele und Sal, der Körper. Die heutigen Parfumeure übernahmen die Prinzipien der Alchemisten und teilen Düfte in Kopf-, Herz- und Basisnoten ein:

**Die Kopfnote** bilden leichte, frische, fruchtige und spritzige Düfte. Sie verleihen einer Mischung Klarheit und Leichtigkeit. Wir nehmen sie beim Riechen als erstes wahr, sie verflüchtigen sich aber relativ schnell. Dazu gehören Zitrusdüfte wie Zitrone, Orange, Grapefruit, Mandarine, Bergamotte, Limette, Verbena, Minze, Zitronengras, Litsea cubeba.
Achtung: Zitrusöle (vor allem Bergamotte und Zitrone) können in Verbindung mit Sonnenlicht phototoxische Reaktionen auf der Haut auslösen.

**Die Herznote** bilden blumige, weiche Düfte, die Leben und Wärme in die Mischung bringen. Diese Düfte sind weniger flüchtig: Rose, Jasmin, Ylang Ylang, Geranie, Melisse, Lavendel, Muskatellersalbei.

**Die Basisnote** sind warme, dunklere, schwerere Düfte, die von Hölzern, Harzen oder Wurzeln stammen. Sie können relativ dickflüssig sein und duften lange. Sie verhindern das schnelle Verflüchtigen von andern Düften und werden deshalb auch «Fixative» benannt: Atlaszeder, Patchouly, Vetiver, Benzoe, Rosenholz, Sandelholz, Weihrauch, Vanille.

Einige Düfte schwingen auf verschiedenen Ebenen und können zu einer harmonischen Verschmelzung führen. Sie dienen somit als «Brücken». Bergamotte zum Beispiel, obwohl leicht flüchtig, tendiert zur Herznote, kann also noch flüchtigere Düfte wie Zitrone zurückhalten. Umgekehrt kann schwerer Blumenduft wie Jasmin durch Zitrusdüfte auf eine leichtere Ebene gebracht werden.

Zum Experimentieren mit Düften genügen 6–9 sorgfältig ausgewählte ätherische Öle. Wählen Sie einen oder mehrere Düfte der oben stehenden Gruppen aus. Sie können sich auf einen wunderschönen Blütenduft wie zum Beispiel Rose, Jasmin oder Neroli (Orangenblüte) beschränken oder eine Komposition aus Zitrusdüften kreieren – die dann nur eine kurze, erfrischende Begegnung ist. Oder Sie wagen sich an den harmonischen Dreiklang Kopf-Herz-Basis – den Zauber einer geheimnisvollen Mischung.

*Je länger Sie sich mit Düften beschäftigen,
desto sicherer werden Sie mit ihnen umgehen können.*

# Grundlagen

**Die Herstellung eines Parfums**

Die duftenden Kreationen werden meistens in Alkohol gelöst. Dazu eignet sich der echte Weingeist, auch als Feinsprit oder Äthanol 96% bezeichnet. In Drogerien und Apotheken ist unvergällter Alkohol ohne Zusatz erhältlich, jedoch sehr teuer. Auch Feinsprit mit 0,1 Promille Kampfer ist geeignet; durch den Kampferzusatz ist er ungeniessbar für den innerlichen Gebrauch. Für die Parfumherstellung eignet sich auch der sehr duftneutrale Wodka. Da er meist nicht mehr als 40%-ig ist, kommt es zu Trübungen der Parfums.

Alkohol ist extrem flüchtig. Um die Duftkomposition länger zu erhalten, eignet sich das Zufügen von etwa 20% reinem Wasser in die fertige Mischung.

Parfum enthält 15–20% ätherische Öle, Eau de Toilette etwa 6–10%, Eau de Cologne 2–3%, jeweils in 96%-igem Alkohol gelöst. *Ideen für Duftkompositionen siehe Seite 160.*

|  | Parfum | Eau de Toilette | Eau de Cologne |
|---|---|---|---|
| Äthanol 96% | 10 ml | 10 ml | 50 ml |
| Ätherische Öle | 15–20 Tr. | 6–10 Tr. | 10–15 Tr. |
| Gereinigtes Wasser | 2 ml | 2 ml | 10 ml |

- *Die gewählten ätherischen Öle werden tropfenweise durch Umrühren mit einem Glasstab im Alkohol in einem Becherglas gelöst. Beginnen Sie mit der* **Basisnote.** *Falls vorgesehen – entwickeln Sie dann das* **Herz** *und schliesslich die* **Kopfnote.**
- *Fügen Sie das Wasser unter ständigem Rühren tropfenweise und langsam hinzu.*
- *Falls es zu Trübungen gekommen ist, stellen Sie das Becherglas mit der Duftmischung etwa 24 Std. in das Eisfach Ihres Kühlschranks. Geben Sie einen halben Teelöffel Kieselgur in ein Filterpapier, das Sie in einen kleinen Glastrichter gelegt haben. Filtrieren Sie die noch kalte Duftmischung schnell.*
- *Dann füllen Sie das Parfum in ein Flacon. Lassen Sie es etwa drei Wochen «reifen», das heisst, stellen Sie den Flacon verschlossen an einen dunklen kühlen Ort, damit sich die Düfte harmonisch miteinander verbinden können.*

# Herstellung

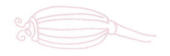
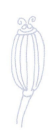
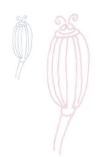

**Duftwässer mit Blüten und Gewürzen**

Duftwässer können sehr gut mit frischen oder getrockneten Lavendel- Rosen oder Jasminblüten hergestellt werden. Im Winter dürfen es auch Gewürze wie Zimtstangen, Kardamom, Sternanis, Vanille, wenig Nelken sein. Sie ergänzen sich wunderbar mit Zitrusfrüchten wie Orangen oder Zitronen, mit einem Sparschäler fein abgeschält. Die Zubereitung ist mit der Tinktur-Herstellung vergleichbar *Seite 25.*

Anstelle von hochprozentigem Äthanol eignet sich für sanfte Duftwässer auch Wodka sehr gut. Der Duft kann mit 2–3% ätherischen Ölen nach Wunsch verstärkt werden.

Duftwässer dienen zur Erfrischung und verströmen einen feinen Duft, der jedoch nicht lange anhält.

**Parfum auf Ölbasis**

Naturparfums können statt in Alkohol auch in hautpflegendem Jojobaöl gemischt werden. Dies freut bestimmt alkoholempfindliche Personen! Dieses kostbare Pflanzenöl, das chemisch gesehen eigentlich ein Wachs ist, trocknet die Haut nicht aus und sorgt sogar dafür, dass die Düfte länger auf der Haut haften.

In der Regel braucht es etwa 10 Tropfen ätherische Öle für 10 ml Jojobaöl.

Eine sehr schöne Grundlage bietet ein Vanille-Ölauszug:

*Hierzu 2–3 Vanillestangen aufschlitzen und in kleine Stücke schneiden in ein helles Schraubglas geben und mit dem Jojobaöl übergiessen.*

*Das Glas 3–6 Wochen an einen sonnigen Platz stellen, dann filtrieren und kühl und dunkel aufbewahren.*

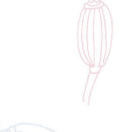

**Crème-Parfum**

20 ml Jojobaöl
2 g Kokosfett
3 g Bienenwachs
15–20 Tropfen ätherische Öle, einzeln oder gemischt

*Bienenwachs und Kokosfett in einem feuerfesten Becherglas in einem Wasserbad schmelzen. Das Jojobaöl dazugeben. Die klare Schmelze leicht abkühlen lassen.*

*Unterdessen in einem kleinen Crèmetöpfchen das ätherische Öl vorbereiten. Die Öl-Wachs-Mischung darübergiessen. Nach dem Festwerden verschliessen.*

*Auch dieses Parfum gut verschlossen etwa 3 Wochen reifen lassen.*

# Ideen für Duftkompositionen

## Blumige Düfte

4 Tr. Orange süss
2 Tr. Bergamotte
2 Tr. Neroli
2 Tr. Mairose

3 Tr. Grapefruit
2 Tr. Kardamom
2 Tr. Rose bulgarisch
2 Tr. Jasmin
1 Tr. Vetiver

3 Tr. Mandarine rot
2 Tr. Grapefruit
2 Tr. Rosengeranium
2 Tr. Mimose
1 Tr. Benzoe oder Tolubalsam

## Frische, grüne Düfte

2 Tr. Zitrone
3 Tr. Grapefruit
2 Tr. Litsea cubeba
1 Tr. Lavendel fein
2 Tr. Rosenholz

3 Tr. Mandarine grün
2 Tr. Bergamotte
2 Tr. Rosengeranium
2 Tr. Jasmin
2 Tr. Benzoe

2 Tr. arabische Minze
2 Tr. Grapefruit
2 Tr. Bergamotte
1 Tr. Lavendel fein
1 Tr. Rosenholz
2 Tr. Atlaszeder

## Orientalische Düfte

3 Tr. Litsea cubeba
2 Tr. Ylang Ylang
2 Tr. Jasmin
1 Tr. Rose bulgarisch
2 Tr. Sandelholz

3 Tr. Mandarine
2 Tr. Koriander
2 Tr. Kardamom
2 Tr. Rosenholz
1 Tr. Jasmin

2 Tr. Orange
2 Tr. Rosengeranium
2 Tr. Ylang Ylang
1 Tr. Vanilleextrakt
1 Tr. Rosenholz
2 Tr. Patchouly

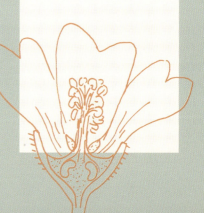

# Männerdüfte

**Rasierwässer oder After-Shaves**

Selbstgemachte Rasierwässer bieten eine Reihe von Vorteilen. Sie beruhigen gereizte Haut nach der Rasur, bewirken ein Zusammenziehen der Poren und desinfizieren die Haut schonend.

Meine männlichen Kunden freuen sich darüber, weil diese Rasierwässer durch den niedrigeren Alkoholgehalt und die sanften Hydrolate auf der Haut kein Brennen verursachen.

**Calendula-Rasierwasser**

Für empfindliche, unreine Haut

30 ml Ringelblumen-Tinktur Seite 26
1 TL Akazienhonig
3 Tr. Kamille römisch
3 Tr. Lavendel fein
3 Tr. Rosenholz
70 ml Hamameliswasser

*Den Honig und die ätherischen Öle in der Tinktur lösen*

*Das Hamameliswasser langsam unter Rühren mit dem Glasstab dazufügen*
*Kühl stellen, durch Filterpapier filtrieren*

**Würzig-frisches Rasierwasser**

Für normale Haut

25 ml Äthanol 96%
2 Tr. Grapefruit
2 Tr. arabische Minze
3 Tr. Petit-Grain
1 Tr. Rosmarin
2 Tr. Weisstanne
2 Tr. Vetiver
75 ml Orangenblüten-Hydrolat

*Die ätherischen Öle im Alkohol lösen*
*Das Hydrolat langsam hinzufügen*

**Lavendel-Rasierwasser**

Für besonders empfindliche Haut

1 TL Akazienhonig
2 Tr. Grapefruit
2 Tr. Lavendel fein
2 Tr. Rosenholz
1 Tr. Patchouly oder Vetiver
50 ml Lavendel-Hydrolat

*Die ätherischen Öle mit dem Honig verrühren*
*Das Hydrolat langsam hinzufügen*

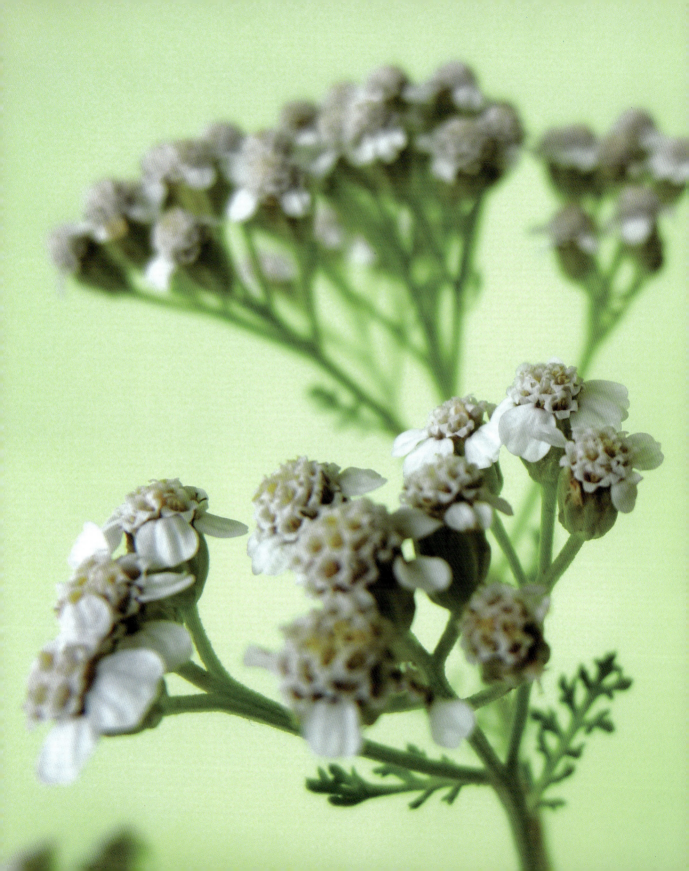

# Pflanzen von A bis Z

Kurz-Steckbriefe beschreiben hier die Pflanzen, ihre Hauptwirkungen und ihren Einsatz in Bezug auf die Hautpflege.

Weiterführende Literatur:
«**Alles über Heilpflanzen**» Ursel Bühring
Ulmer Eugen Verlag 2007

| Pflanzenname | Inhaltsstoffe | Pflanzenteil | Produkte | Wirkung |
|---|---|---|---|---|
| **Arnika** <br> *Arnica montana* <br> *Asteraceae* <br> *Körbchenblütler* <br> *Geschützt!* | Sesquiterpenlaktone <br> Flavonoidglycosid <br> Ätherisches Öl <br> Cumarine | Blüten <br> blühendes <br> Kraut | Tinktur für Gel <br> Haarwasser <br> Gesichtswasser <br> Salben | desinfizierend <br> wundheilend <br> durchblutungsfördernd |
| **Augentrost** <br> *Euphrasia officinalis* <br> *Scrophulariaceae* <br> *Rachenblütler* | Iridoidglycosid <br> (Aucubin) <br> Gerbstoffe <br> Flavonoide <br> Bitterstoffe <br> Ätherisches Öl | Blüten <br> blühendes <br> Kraut | Teeaufguss <br> Kompresse | entzündungshemmend <br> bei Augen- und Binde-hautentzündungen |
| **Beinwell / Wallwurz** <br> *Symphytum officinale* <br> *Boraginaceae* <br> *Borretschgewächse* | Schleimstoffe <br> Allantoin <br> Gerbstoffe <br> Kieselsäure <br> Pyrrolizidinal-kaloide (Spuren) | Wurzeln <br> Blätter | Tinktur für Gel <br> Ölauszug für <br> Salbe und Balsam | Bei Verstauchungen, <br> Prellungen, Zerrungen |
| **Birke** <br> *Betula alba* <br> *Betulaceae* <br> *Birkengewächse* | Saponine <br> Flavonoide <br> Gerb-, Bitterstoffe <br> Vitamin C <br> Mineralien, Harze <br> Salicylate <br> Ätherisches Öl | Blätter im <br> Frühsommer | Teeaufguss und <br> Tinktur für Shampoo, <br> Duschgel, Tonic <br> Haarwasser und <br> -spülung. Ölauszug <br> für Massageöl | durchblutungsfördernd <br> und adstringierend <br> bei fettender Haut <br> fettendem Haar <br> und Schuppen |
| **Brennessel** <br> *Urtica dioica* <br> *Urticaceae* <br> *Brennessel-gewächse* | Mineralstoffe <br> Ameisensäure <br> Histamin <br> Chlorophyll | Blätter <br> vor der Blüte | Teeaufguss <br> Tinktur und Kräuter-essig für Shampoo, <br> Haarwasser und <br> Haarspülung | durchblutungsfördernd <br> bei fettendem Haar <br> und Schuppen <br> Haarausfall <br> Hautunreinheiten |
| **Efeu** <br> *Hedera helix* <br> *Araliaceae* <br> *Efeugewächse* | Saponine <br> Flavonoide <br> Spurenelemente <br> Mineralien | Frische Blätter | Ölauszug <br> für Massageöl <br> Teeaufguss <br> für Kompresse <br> bei Cellulite | durchblutungsfördernd <br> hautstraffend |

| Wirkung | Produkte | Pflanzenteil | Inhaltsstoffe | | Pflanzenname |
| --- | --- | --- | --- | --- | --- |
| mild entzündungshemmend beruhigend entstauend für die Augenpartie | Ölauszug für Balsam Teeaufguss für Augen-Kompresse oder Dampfbad Ätherisches Öl | Früchte (Samen) | Ätherisches Öl Flavonoide fettes Öl Eiweiss | | **Fenchel** *Foeniculum vulgarae* *Apiaceae* *Doldenblütler* |
| adstringierend (zusammenziehend) klärend bei Hautunreinheiten bei hormonellen Umstellungen (Pupertät, Schwangerschaft, Wechseljahre) | Aufguss, Mazerat für Gesichtswasser Duschgel. Ölauszug für Creme, Körper- und Massageöl | Blätter Blüten | Gerbstoffe Flavonoide Phytosterine Bitterstoffe wenig ätherisches Öl | | **Frauenmantel** *Alchemilla vulgaris* *Rosaceae* *Rosengewächse* |
| hautklärend bei empfindlicher Haut Ekzemen und Akne | Aufguss für Shampoo, Duschgel, Gesichtswasser und Dampfbad. Tinktur und Ölauszug für Salbe, Creme. Ölauszug für Körperöl | Blüten Blätter | Saponine Gerbstoffe Bitterstoffe Flavonoide Schleimstoffe Mineralstoffe | | **Gänseblümchen** *Bellis perennis* *Asteraceae* *Körbchenblütler* |
| wundheilend bei entzündlicher Haut und schlecht heilenden, nicht blutenden Wunden | Ölauszug für Salbe Aufguss für Gesichtswässer | blühendes Kraut | Ätherisches Öl Gerbstoffe Bitterstoffe Saponine Vitamin C | | **Gundelrebe** *Hederae terrestris* *Glechoma Hederaceaeum* *Lamiaceae* *Lippenblütler* |
| glättend bei rauer Haut entzündungshemmend erfrischend | Blüten als Aufguss für Gesichtswasser, Augenkompresse, Dampfbad, Shampoo. Espressohydrolat für Creme Ölauszug für Salbe, Balsam, Creme Beeren getrocknet und pulverisiert zum Färben von Badesalz | Blüten reife Beeren | Flavonoide (Rutin) Ätherisches Öl Gerbstoffe Schleimstoffe Kaffeesäureester | | **Holunder** *Sambucus nigra* *Caprifoliaceae* *Geissblattgewächse* |

| Pflanzenname | Inhaltsstoffe | Pflanzenteil | Produkte | Wirkung |
|---|---|---|---|---|
| **Huflattich** *Tussilago farfarae* *Asteraceae* *Körbchenblütler* | Schleimstoffe Gerbstoffe Bitterstoffe Flavonoide Pyrrolizidin-Alkaloide (Spuren) | Blüten Blätter | Aufguss für Shampoo Haarwasser Haarspülung Gesichtswasser | entzündungshemmend adstringierend, einhüllend bei unreiner, grossporiger, entzündlicher Haut, Akne und fettendem Haar |
| **Johanniskraut** *Hypericum perforatum* *Hypericaceae* *Johanniskrautgewächse* | Hypericin Hyperforin Flavonoide Gerbstoffe Ätherisches Öl | Blüten ganzes Kraut | Ölauszug für Massageöl, Salbe, Tinktur für Salbe, Gesichtswasser | wundheilend entzündungshemmend schmerzlindernd für empfindliche, trockene und unreine Haut, bei Verletzungen und Verbrennungen Photosensibilisierung ist möglich Sonnenbestrahlung meiden |
| **Kamille** *Matricaria chamomilla* *(Matricaria recutita)* *Asteraceae* *Körbchenblütler* | Ätherische Öle (Chamazulen, α-Bisabolol) Flavonoide Cumarine Schleimstoffe Spurenelemente und Mineralien | Blüten ganzes Kraut | Aufguss, Espressohydrolat und Tinktur für Haarprodukte Duschgel, Deo, Gesichts-, Mundwasser. Tinktur und Ölauszug für Creme, Balsam, Salbe und Körperöl Gemahlene Blüten für Haartönung und Masken. Ätherisches Öl | entzündungshemmend hautregenerierend granulationsfördernd für sensible, entzündliche Haut und bei Hautunreinheiten Körbchenblütlerallergie möglich |
| **Kapuzinerkresse** *Tropaeolum majus* *Tropaeolaceae* *Kapuzinerkressengewächse* | Senfölglykoside Vitamin C und B Flavonoide Mineralien | Blüten Blätter von Vorteil frisch | Teeaufguss für Dampfbad Kompressen Gesichtswasser Tinktur | entzündungshemmend desinfizierend bei unreiner, entzündeter Haut und Akne |

| Wirkung | Produkte | Pflanzenteil | Inhaltsstoffe | | Pflanzenname |
|---|---|---|---|---|---|
| antiseptisch, beruhigend, abschwellend, blutreinigend, bei schlecht heilenden Wunden, Insektenstichen, Hautinfektionen gegen Schuppen | Ölauszug | Wurzeln | Gerbstoffe Bitterstoffe Schleimstoffe Inulin Ätherisches Öl | | **Grosse Klette** *Arcticum lappa* Asteraceae Körbchenblütler |
| entspannend, stärkend, harmonisierend, regenerierend, entzündungshemmend Bei schlecht heilenden Wunden, Insektenstichen, Verbrennungen | Aufguss, Hydrolat, Tinktur für Shampoo Duschgel, Gesichtswasser. Tinktur und Ölauszug für Salbe, Balsam, Creme, Bad Körperöl. Äther. Öl | Blüten | Ätherische Öle Gerbstoffe Flavonoide Phytosterole | | **Lavendel** *Lavandula angustifolia* Lamiaceae Lippenblütler |
| entspannend entzündungshemmend hautberuhigend für trockene und empfindliche Haut- und Haartypen | Teeaufguss für Gesichts- und Augenkompressen, Dampfbad, Gesichtswasser, Shampoo, Deo Duschgel, Creme | Blüten | Schleimstoffe Gerbstoffe Flavonoide Ätherisches Öl Farnesol Kaffeesäurederivate | | **Lindenblüte** *Tilia platyphyllos* Tiliaceae Lindengewächse |
| hautberuhigend reizlindernd, einhüllend für trockene und empfindliche Hauttypen | Teeaufguss für Dampfbad. Kaltauszug für Gesichtskompresse, Gesichtswasser, Mundwasser, Haarspülungen | Blüten und seltener Blätter | Schleimstoffe wenig Gerbstoffe Glykoside Flavonoide | | **Malve** *Malva sylvestris* Malvaceae Malvengewächse |
| kühlend und sehr erfrischend, durchblutungsfördernd und adstringierend für fettige, grossporige schlecht durchblutete Haut und bei Hautunreinheiten | Aufguss und Espressohydrolat für Dampfbad, Gesichtswasser, Shampoo, Duschgel Tinktur für Mundhygiene, Deo, Salbe, Balsam, Creme. Ölauszug für Salbe, Creme, Balsam, Körperöl. Ätherisches Öl | Blätter | Ätherisches Öl mit Menthol Flavonoide Bitter- und Gerbstoffe | | **Pfefferminze** *Mentha piperita* Lamiaceae Lippenblütler |

| Pflanzenname | Inhaltsstoffe | Pflanzenteil | Produkte | Wirkung |
|---|---|---|---|---|
| **Ringelblume** *Calendula officinalis* *Asteraceae* Körbchenblütler | Saponine Flavonoide Carotinoide Schleime Allantoin Ätherisches Öl Bitterstoffe | Blüten | Aufguss für Kompresse, Gel, Shampoo, Gesichtswasser. Tinktur für Salbe, Balsam, Creme. Ölauszug für Körperöl | entzündungshemmend wundheilend, hautregenerierend, reguliert den Zellstoffwechsel, für sensible, trockene Haut und für die Babypflege |
| **Rose** *Rosa damascena* *Rosaceae* Rosengewächse | Ätherisches Öl Flavonoide Gerb- und Bitterstoffe | Blüten | Aufguss, Hydrolat für Kompresse Dampfbad, Duftwasser, Gesichtswasser, Duschgel, Shampoo. Tinktur und Ölauszug für Salbe, Balsam, Creme, Parfum, Badeöl, Körperöl. Ätherisches Öl | harmonisierend entspannend, adstringierend und belebend, für jeden Hauttyp auch für alternde Haut und für die Babypflege |
| **Rosmarin** *Rosmarinus officinalis* *Lamiaceae* Lippenblütler | Ätherisches Öl Gerbstoffe mit Rosmarinsäure Flavonoide | Blätter Blüten | Aufguss, Hydrolat für Dampfbad, Gesichtswasser, Seife, Duschgel, Shampoo Haarspülung und Haarwasser. Tinktur für Salbe, Balsam, Creme. Ölauszug für Massage- und Badeöl. Kräuteressig für Haarspülung. Ätherisches Öl | durchblutungsfördernd wärmend, anregend, tonisierend, für fette, schlecht durchblutete Haut bei Cellulite bei fettendem Haar und Schuppen gegen Haarausfall |
| **Rotklee** *Trifolium pratense* *Fabaceae* Schmetterlingsblütler | Isoflavone (Phytoöstrogene) Gerbstoffe Cumarine wenig ätherisches Öl Salicylsäure | Blüten | Aufguss für Kompresse, Dampfbad, Gesichtswasser. Tinktur und Ölauszug für Salbe, Balsam, Creme, Gel. | hautbefeuchtend hormonell ausgleichend im Klimakterium und bei Hitzewallungen |

| Wirkung | Produkte | Pflanzenteil | Inhaltsstoffe | | Pflanzenname |
|---|---|---|---|---|---|
| entzündungshemmend schweisshemmend adstringierend antibakteriell für fette, unreine Haut, bei Akne und für fettende, dunkle Haare | Aufguss, Hydrolat für Dampfbad, Gesichtswasser, Duschgel, Shampoo, Haarspülung, Haarwasser Tinktur und Ölauszug für Deo, Salbe, Balsam, Creme, ätherisches Öl. Kräuteressig für Haarspülungen | Blätter | Ätherisches Öl Gerbstoffe wie Rosmarinsäure Bitterstoffe Flavonoide | | **Salbei** *Salvia officinalis* *Lamiaceae* Lippenblütler |
| entzündungshemmend antibakteriell wundheilend für fette, unreine und entzündliche Haut bei Akne | Aufguss für Dampfbad, Gesichtswasser, Shampoo, Haarwasser, Haarspülung. Tinktur und Ölauszug für Salbe Balsam, Creme Ätherisches Öl | Blühendes Kraut | Ätherisches Öl mit Azulen Bitterstoffe Gerbstoffe Flavonoide | | **Schafgarbe** *Achillea millefolium* *Asteraceae* Körbchenblütler |
| entzündungshemmend adstringierend Für unreine, grossporige, leicht entzündete Haut, bei fettendem Haar. | Aufguss für Dampfbad, Gesichtswasser, Shampoo, Haarwasser, Haarspülung. Tinktur für Gel und Salbe. | Blätter schonend trocknen, damit sie sich nicht verfärben | Gerbstoffe Schleimstoffe Iridoidglycosid (Aucubin) Flavonoide Kieselsäure Vitamin A, C und K | | **Spitzwegerich** *Plantago officinalis* *Plantagaceae* Wegerichgewächse |
| entzündungshemmend hautberuhigend juckreizlindernd Für empfindliche Haut und für Babys | Aufguss für Kompressen, Gesichtswasser. Ölauszug für Massageöl, Salbe, Balsam, Creme. | Blühendes Kraut | Flavonoide Schleimstoffe saponinähnlich wirkende Peptide Methylsalicylglycosid Phenol | | **Stiefmütterchen** *Viola tricolor* *Violaceae* Veilchengewächse |
| entzündungshemmend wundheilend adstringierend bei Ekzemen, Hautausschlägen, Flechten | Teeaufguss für Kompressen, Umschläge. Tinktur für Salbe, Balsam, Mundwasser. Ölauszug für Salbe, Balsam, Creme und Körperöl | Blühendes Kraut | Ätherisches Öl (Geraniol) Gerbstoffe Bitterstoffe | | **Stinkender Storchenschnabel** *Geranium robertianum* *Geraniaceae* Geraniumgewächse |

| Pflanzenname | Inhaltsstoffe | Pflanzenteil | Produkte | Wirkung |
|---|---|---|---|---|
| **Thymian** *Thymus vulgaris* Lamiaceae Lippenblütler | Ätherische Öle Gerbstoffe Kaffee- und Rosmarinsäure Bitterstoffe Flavonoide | Blühendes Kraut | Aufguss für Kompressen, Dampfbad, Gesichtswasser, Shampoo, Duschgel, Tinktur für Mundwasser, Salbe Balsam. Ölauszug für Massageöl, Badeöl, Salbe, Balsam. Ätherisches Öl | klärend durchblutungsfördernd desinfizierend bei unreiner, fetter Haut und Akne |
| **Traubensilberkerze Frauenwurzel** *Cimicifuga racemosa* Ranunculaceae Hahnenfussgew. | Triterpenglykoside Phytoöstrogene Cimicifugin Flavonoide | Wurzeln | Tinktur für Gel, Salbe und Creme | feuchtigkeitsbildend, glättend, entzündungshemmend, verzögert die Hautalterung, für trockene, reife alternde Haut, Wechseljahre |
| **Veilchen** *Viola odorata* Violaceae Veilchengewächse | Saponine Gerbstoffe Schleimstoffe Bitterstoffe Flavonoide Salicylsäurederivate Vitamin C | Blüten und Blätter | Aufguss für Kompresse, Dampfbad Gesichtswasser. Tinktur und Ölauszug für Salbe, Gel, Creme, Balsam. Ätherisches Öl aus den Blättern. | befeuchtend kühlend wundheilend |
| **Waldmeister** *Asperula odorata* Rubiaceae Rötegewächse oder Gallium Labkräuter | Cumarin Glykoside Gerbstoffe Flavonoide | Kraut kurz vor der Blüte. Einige Stunden welken lassen, damit der Duft sich bildet | Teeaufguss, Espressohydrolat für Dampfbad, Gel, Duschprodukte. Tinktur und Ölauszug für Salbe und Balsam. | durchblutungsfördernd gefässerweiternd entzündungshemmend bei müden Beinen und Venenproblemen |
| **Zitronenmelisse** *Melissa officinalis* Lamiaceae Lippenblütler | Ätherisches Öl Flavonoide Gerbstoffe Bitterstoffe Rosmarinsäure | Blätter von den Stängeln gepflückt kurz vor der Blüte | Aufguss, Hydrolat für Dampfbad, Duschbad, Shampoo. Ölauszug für Körperöl, Badeöl, Salbe, Balsam, Creme, Lippenpflege. Tinktur für Salbe, Balsam, Creme, Gel, Haarwasser | reizmildernd entspannend hautpflegend antiviral für empfindliche und gereizte Haut bei Lippenherpes |

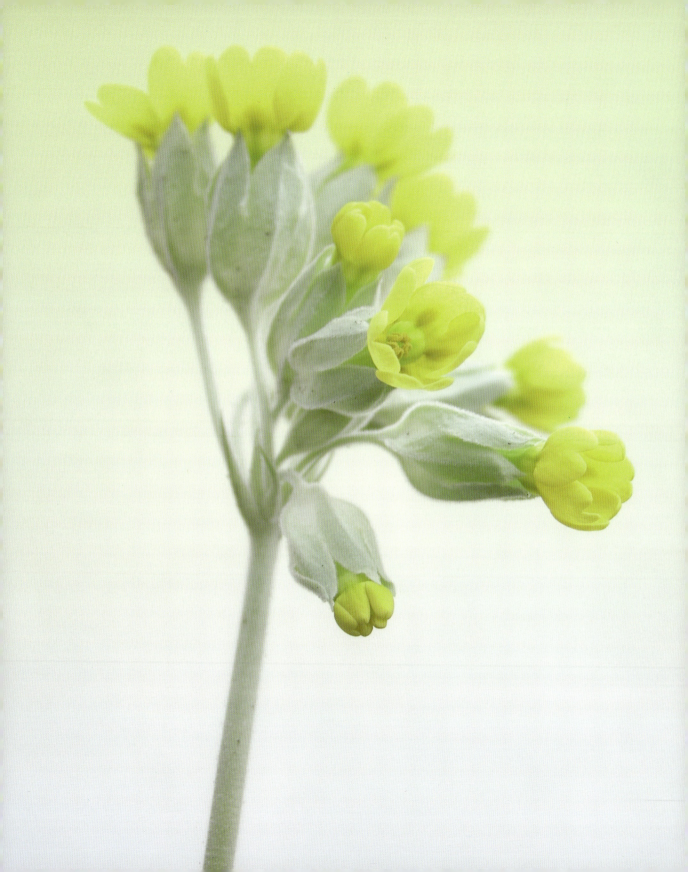

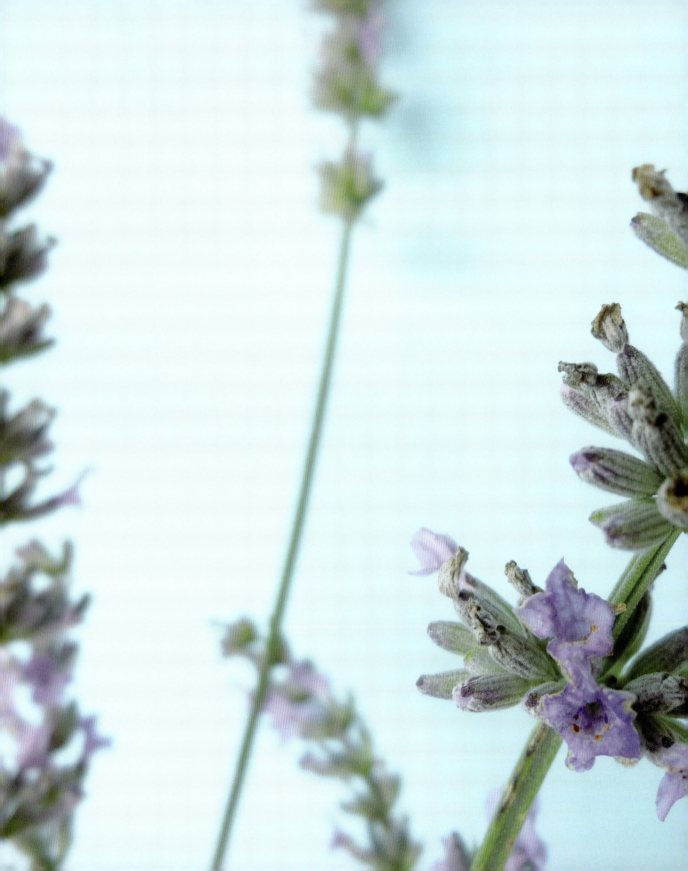

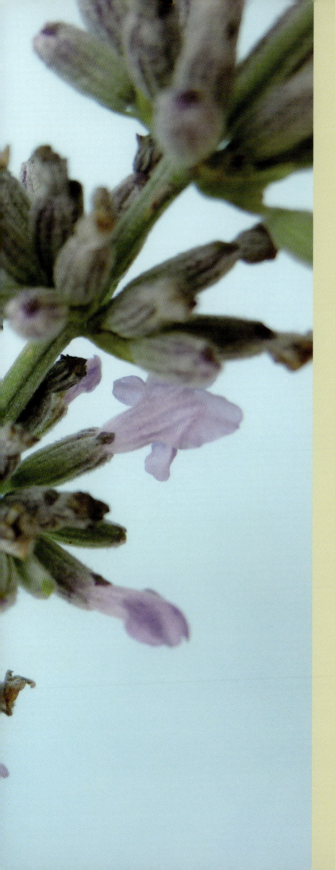

# Ätherische Öle von A bis Z

# Die Chemie der ätherischen Öle

### Die Zusammensetzung der ätherischen Öle

Die Hauptbestandteile der ätherischen Öle sind **Terpene.** Sie sind hauptsächlich aus Kohlenstoff (C) und Wasserstoff (H) aufgebaut. Je nach Anzahl Kohlenstoffatomen werden sie in Mono-, Sesqui-, oder Diterpene unterteilt.

**Monoterpene** und daraus abgeleitete Verbindungen bestehen aus 10 Kohlenstoffatomen. Sie sind sehr dünnflüssig und leicht flüchtig.

### Monoterpen-Kohlenwasserstoffe

Bei nicht korrekter Lagerung (Licht, Hitze, Sauerstoff) oxidieren sie schnell und können dann zu Hautreizungen und allergischen Reaktionen führen. Wichtig: auf frische Qualität achten!

Ihre Hauptwirkungen in Bezug auf die Haut: Entzündungshemmend, antiseptisch, antiviral.
Auf die Psyche wirken sie stimmungserhellend und allgemein belebend.

Dazu gehören: Zitrusfrüchte wie Orange, Zitrone, Grapefruit, Mandarine, Bergamotte und Nadelbäume wie Fichte, Kiefer, Weisstanne.

Durch verschiedene Reaktionen wie Oxidation können auch andere Elemente (funktionelle Gruppen) an das Kohlenstoff-Wasserstoff-Grundgerüst gebunden werden.

### Monoterpen-Alkohole

Monoterpen-Alkohole duften angenehm blumig und sind besonders gut hautverträglich. Die antiseptischen, antiviralen und tonisierenden Eigenschaften wirken sich sehr günstig auf die Haut aus.

Lavendel, Neroli, Palmarosa, Rosengeranium, Rose, Thymian linalool und geraniol

### Monoterpen-Ester

Ester riechen fruchtig und sehr aromatisch. Sie sind sehr gut hautverträglich mit entzündungshemmender und antimykotischer Wirkung.
Sie eignen sich speziell für entspannende Körperpflegeprodukte.

Muskatellersalbei, Lavendel, Bergamotte, Rosengeranium, Kamille römisch

### Monoterpen-Aldehyde

Die zitrusähnlich duftenden Monoterpen-Aldehyde wirken antiviral, entzündungshemmend und beruhigend. In höheren Dosierungen können sie vor allem bei empfindlicher Haut reizend wirken.

Litsea cubeba, Melisse, Verbena, Zitronen-Eucalyptus

### Monoterpen-Phenole

Diese Öle können in höheren Dosierungen hautreizend wirken.
Deshalb setze ich sie für die Kosmetik nicht ein.

Thymian thymool, Bergbohnenkraut, Oregano

### Monoterpen-Ketone
Äusserlich angewandt wirken diese Öle hautregenerierend und wundheilend. Vor der innerlichen Einnahme dieser Öle muss gewarnt werden. Sie können neurotoxisch (als Nervengift) wirken. Epileptiker, Kinder und schwangere Frauen sollen keine ketonhaltigen Öle verwenden!
Salbei, Rosmarin campher, Arabische Minze, Fenchel, Schafgarbe

### Monoterpen-Oxide
Durchblutungsfördernd, wärmend, entzündungshemmend. In Salben und Bädern gut für die Atemwege.
Rosmarin cineol, Eucalyptus globulus, Eucalyptus radiata

### Sesquiterpene
**Sesquiterpen-Kohlenwasserstoffe** sind grosse Moleküle mit 15 C-Atomen. Der Einfluss der funktionellen Gruppen ist nicht so gross wie bei den Monoterpenen.

### Sesquiterpen-Kohlenwasserstoffe
Sie sind besonders hautfreundlich mit entzündungshemmender und entspannender Wirkung.
Ylang Ylang, Manuka, Vetiver, Melisse

### Sesquiterpen-Alkohole
Auch diese Öle wirken speziell hautpflegend und entzündungshemmend. Zudem haben sie venentonisiernde, hautregenerierende und allgemein entspannende Eigenschaften.
Karottensamen, Patchouly, Sandelholz oder Amyris, Atlaszeder

### Sesquiterpen-Ketone
Die Sesquiterpen-Ketone sind sehr gut hautverträglich. Sie wirken hautzellregenerierend, wundheilend und entspannend.
Atlaszeder, Vetiver, Iris

### Diterpene
Diese sehr schwer flüchtigen Stoffe enthalten 20 Kohlenstoffatome und sind in ätherischen Ölen nur in Spuren (bis 2%) vorhanden. Sie weisen durch ihre Struktur hormonähnliche Eigenschaften auf.
Sclareol in Muskatellersalbei, Abienol (=Diterpenalkohol) in Zypresse

### Aromatische Verbindungen
Dies sind stark riechende Duftstoffe, deren Moleküle als wesentliches Merkmal einen Benzolring aufweisen. Der Benzolring wird auch «Phenyl- oder aromatischer Ring» genannt. Ätherische Öle mit aromatischen Estern, Alkoholen und Säuren sind gut hautverträglich. Sie wirken entzündungshemmend und antibakteriell, auf die Psyche stimmungserhellend und beschützend.
Benzoe, Mimose, Mairose

*Die nachfolgenden Steckbriefe der ätherischen Öle sollen Auswahlmöglichkeiten für den Einsatz in Pflegeprodukten bieten. Hier beschränke ich mich auf die Anwendungen für die Hautpflege. Die Angaben der Inhaltsstoffe sind je nach Ernte unterschiedlich und beziehen sich auf die Öle, die ich in meinen Produkten einsetze.*

*Quellen: «Aromatherapie», Ursula Rösti Blaser, Dr. Brigitte Schulthess / «Praxis Aromatherapie», Monika Werner, Ruth von Braunschweig / «Aromatherapie für Heil- und Pflegeberufe», Eliane Zimmermann*

# Ätherische Öle A bis Z

| | |
|---|---|
| Name | **Amyris** Westindisches «Sandelholz» *Amyris balsamifera* |
| Pflanzenfamilie | Rutaceae, Rautengewächse |
| Gewinnung | Wasserdampfdestillation der Holzspäne |
| Wichtige Inhaltsstoffe | 60–70% Sesquiterpen-Alkohole (Eudesmole, Valerianol) |
| | 5–8% Sesquiterpen-Kohlenwasserstoffe, Cumarine in Spuren |
| Eigenschaften | Holzig, balsamisch |
| Wirkung | Hautpflegend, entstauend auf Lymphsystem und Venen |
| Verwendung | Trockene, reife Haut, Männerduft |
| Produkte | Salbe, Balsam, Creme, Parfum, Rasierwasser |
| | Amyrisöl hat «gewisse» Ähnlichkeiten mit dem «Königs-Duft» Sandelholz |

| | |
|---|---|
| Name | **Benzoe (-Siam)** *Styrax tonkinensis* |
| Pflanzenfamilie | Styraceae, Styraxgewächse |
| Gewinnung | Alkohol-Extraktion aus dem Harz (Resinoid) |
| Wichtige Inhaltsstoffe | 60–80% Aromatische Ester (v. a. Benzylbenzoat) |
| | 10–20% Säuren (Benzoesäure, Zimtsäure), Spuren von Vanillin |
| Eigenschaften | Vanillig-süss, balsamischer, warmer Duft |
| Wirkung | Hautpflegend, hautregenerierend, entzündungshemmend, entspannend |
| Verwendung | Für jeden Hauttyp, trockene, irritierte Haut, Akne |
| Produkte | Salbe, Balsam, Creme, Duschgel, Massageöl, Parfum, Lippenpflege |

| | |
|---|---|
| Name | **Bergamotte** *Citrus aurantium bergamia* |
| Pflanzenfamilie | Rutaceae, Rautengewächse |
| Gewinnung | Kaltpressung der grünen Fruchtschalen |
| Wichtige Inhaltsstoffe | 30–45% Monoterpen-Ester (Linalylacetat) |
| | 30–45% Monoterpen-Kohlenwasserstoffe (Limonen) |
| | 10–25% Monoterpen-Alkohol (Linalool), Spuren von Furocumarinen |
| Eigenschaften | Fruchtig, süss, sonnig |
| Wirkung | Antibakteriell, antiviral, desodorierend, stimmungserhellend, ausgleichend |
| Verwendung | Für fettige Haut und Akne |
| Produkte | Creme, Parfum, Duschgel, Seifen |
| Vorsicht! | Furocumarine erhöhen die Lichtempfindlichkeit der Haut. Direkte Sonnenbestrahlung vermeiden! |

| | |
|---:|:---|
| Name | **Cistrose** *Cistus ladaniferus* |
| Pflanzenfamilie | Cistaceae, Cistrosengewächse |
| Gewinnung | Wasserdampfdestillation der Blätter |
| Wichtige Inhaltsstoffe | 40–55% Monoterpen-Kohlenwasserstoffe, (α-Pinen) |
| | 10–15% Monoterpen-Alkohole (Borneol), 5–15% Monoterpen-Ester (Bornylacetat) |
| | 5–10% Sesquiterpene, Spuren von Diterpenen |
| Eigenschaften | Balsamisch, würzig, warm, erinnert an Ambra, zellregenerierend |
| Wirkung | Entzündungshemmend, entstauend, stimmungsaufhellend, harmonisierend |
| Verwendung | Bei reifer Haut, Falten, bei entzündeter Haut, Ekzemen, Akne, Juckreiz, Zellulite |
| Produkte | Salbe, Balsam, Creme, Parfum, Rasierwasser, Duschgel |
| Vorsicht! | Sehr intensiver Duft, äusserst gering dosieren! |
| | Glasstab in das Öl tauchen und im Produkt verrühren |
| Name | **Grapefruit** *Citrus grandis* |
| Pflanzenfamilie | Rutaceae, Rautengewächse |
| Gewinnung | Kaltpressung der Schalen |
| Wichtige Inhaltsstoffe | 90–98% Monoterpen-Kohlenwasserstoffe (Limonen) |
| | Spuren von Ketonen (Nootkaton) |
| Eigenschaften | Spritzig-frisch, fruchtig, sonnig |
| Wirkung | Desodorierend, entzündungshemmend, hautzellregenerierend, |
| | stimulierend, stimmungserhellend |
| Verwendung | Bei fettiger Haut und fettigem Haar |
| Produkte | Creme, Parfum, Rasierwasser, Duschgel, Shampoo |
| Vorsicht! | Kann Spuren von Furocumarinen enthalten, direkte Sonnenbestrahlung vermeiden! |
| Name | **Immortelle, Strohblume** *Helichrysum italicum* |
| Pflanzenfamilie | Asteraceae, Körbchenblütler |
| Gewinnung | Wasserdampfdestillation |
| Wichtige Inhaltsstoffe | 5–15% Monoterpen-Kohlenwasserstoffe (vor allem Limonen) |
| | 5–12% Monoterpen-Alkohol (Nerol), 45–70% Monoterpen-Ester (Nerylacetat) |
| | 5–10% Sesquiterpene |
| Eigenschaften | Würzig-krautig, nach Heu duftend |
| Wirkung | Entstauend, entzündungshemmend, zellregenerierend |
| Verwendung | Bei reifer, trockener Haut, Akne, bei Hämatomen (Blutergüssen), Narben, Cellulite |
| Produkte | Salbe, Balsam, Creme, Massageöl, Gel |

| | |
|---|---|
| Name | **Iris** *Iris germanica | pallida* |
| Pflanzenfamilie | Iridaceae, Irisgewächse |
| Gewinnung | Wasserdampfdestillation der Rhizome |
| Wichtige Inhaltsstoffe | 75% Sesquiterpen-Ketone, vor allem Iron<br>8% Monoterpen-Ester (Myrisitinsäure)<br>0,5–1%: viele duftbestimmende Stoffe in Spuren |
| Eigenschaften | Blumig, pudrig, süss |
| Wirkung | Hautpflegend, hautregenerierend |
| Verwendung | Bei reifer Haut, Falten |
| Produkte | Creme, Parfum |

Iris 100% ist das kostbarste ätherische Öl, weil aus dem trockenen Rhizom sehr wenig Öl gewonnen werden kann.
Im Handel ist auch Iris 1% verdünnt in Weingeist erhältlich.

| | |
|---|---|
| Name | **Jasmin** *Jasminum grandiflorum* |
| Pflanzenfamilie | Oleaceae, Ölbaumgewächse |
| Gewinnung | Absolue, Lösungsmittelextraktion aus den Blüten |
| Wichtige Inhaltsstoffe | 40–60% Aromatische Ester (Benzylacetat und -benzoat)<br>5% Aromatische Alkohole (Benzylalkohol)<br>15–45% Diterpenole (Phytol)<br>5–15% Monoterpen-Alkohole (Linalool, Geraniol)<br>8–10% Monoterpen-Ester (Phyttylacetat)<br>In Spuren, aber entscheidend zum Jasmin-Geruch tragen bei:<br>Jasmon, Jasmonlacton, Methyljasmonat |
| Eigenschaften | Sehr süss und blumig, warm, geheimnisvoll |
| Wirkung | Entzündungshemmend, entspannend, aphrodisisch, stimmungserhellend |
| Verwendung | Für normale und trockene Haut, bei Pubertätskrisen, Wechseljahrbeschwerden |
| Produkte | Creme, Parfum, Badeprodukte, Massageöl |
| Vorsicht! | Intensiver Duft, gering dosieren. Während der Schwangerschaft nur verdünnt anwenden! |

| | |
|---|---|
| Name | **Kamille römisch** *Chamaemelum nobile* |
| Pflanzenfamilie | Asteraceae, Körbchenblütler |
| Gewinnung | Wasserdampfdestillation der Blüten |
| Wichtige Inhaltsstoffe | 70–90% Monoterpen-Ester (Isobutyl- und Isoamylangelat)<br>5–10% Monoterpen-Alkohole (Pinocarveol)<br>5–10% Monoterpen-Ketone (Pinocarvon) |
| Eigenschaften | Blumig, warm, krautig |
| Wirkung | Entzündungshemmend, hautpflegend, harmonisierend, entspannend, tröstend |
| Verwendung | Für normale, trockene und empfindliche Haut, Akne, Allergien, bei extremer Empfindsamkeit |
| Produkte | Salbe, Balsam, Creme, Duschgel, Shampoo, Massageöl |

| | |
|---|---|
| Name | **Karottensamen** *Daucus carota* |
| Pflanzenfamilie | Apiaceae, Doldenblütler |
| Gewinnung | Wasserdampfdestillation der Samen |
| Wichtige Inhaltsstoffe | 50–60% Sesquiterpen-Alkohole (Carotol) <br> 10–20% Sesquiterpen-Kohlenwasserstoffe (β-Bisabolen, β-Caryophyllen), <br> 10–20% Monoterpen-Kohlenwassertoffe (Pinen, Sabinen) |
| Eigenschaften | Erdig, aromatisch, süsslich |
| Wirkung | Hautpflegend, hautregenerierend, straffend <br> enzündungshemmend, hormonregulierend |
| Verwendung | Bei trockener, reifer Haut, Falten, bei Ekzemen, Akne, Narben |
| Produkte | Salbe, Balsam, Creme, Massage- und Körperöl |
| Name | **Lavendel fein** *Lavandula vera* | *Lavandula officinalis* |
| Pflanzenfamilie | Lamiaceae, Lippenblütler |
| Gewinnung | Wasserdampfdestillation der Blütenrispen |
| Wichtige Inhaltsstoffe | 30–40% Monoterpen-Alkohole (Linalool) <br> 40–50% Monoterpen-Ester (Linalylacetat) <br> 5–10% Monoterpen-Kohlenwasserstoffe (Ocimen) <br> Bis 8% Sesquiterpene (β-Caryophyllen), <br> Bis 4% Monoterpen Oxide (1,8-Cineol) |
| Eigenschaften | Frisch-blumig, krautig |
| Wirkung | Hautpflegend, entzündungshemmend, hautregenerierend, wundheilend, <br> juckreizlindernd, desodorierend, harmonisierend, entspannend |
| Verwendung | Für jeden Hauttyp, bei entzündeter Haut, Akne, Vaginalinfekten, Allergien, <br> Verbrennungen, Sonnenbrand |
| Produkte | Creme, Salbe, Balsam, Massageöl, Badeprodukte, Shampoo, Seifen, Parfum, <br> Vaginal-Zäpfchen |

Lavendel wird sehr gut vertragen und ist ein überaus beliebtes Öl in der Aromapflege.

Der wilde Berglavendel ist nicht kultiviert und wächst in Höhen von 900–1800 m, sein ätherisches Öl ist noch gehaltvoller

| | |
|---|---|
| Name | **Litsea cubeba** *May Chang* |
| Pflanzenfamilie | Lauraceae, Lorbeergewächse |
| Gewinnung | Wasserdampfdestillation aus den Früchten |
| Wichtige Inhaltsstoffe | Bis 80% Monoterpen-Aldehyde (Geranial, Neral) <br> 10–15% Monoterpen-Kohlenwasserstoffe (Limonen, Myrcen) <br> 5–10% Monoterpen-Alkohole (Linalool, Geraniol) |
| Eigenschaften | Frisch, blumig-fruchtig, zitrusähnlich |
| Wirkung | Erfrischend, stimmungserhellend, desodorierend, entzündungshemmend, entspannend |
| Verwendung | Bei fettiger Haut, Akne, Parfumerie |
| Produkte | Duschgel, Seifen, Parfum |

| | |
|---|---|
| Name | **Mandarine** *Citrus reticulata* |
| Pflanzenfamilie | Rutaceae, Rautengewächse |
| Gewinnung | Kaltpressung der Fruchtschalen |
| Wichtige Inhaltsstoffe | 90–95% Monoterpen-Kohlenwasserstoffe (Limonen)<br>Monoterpen-Alkohole (Linalool, Citronellol), Ester (Methylanthranilat),<br>Spuren von Furocumarinen |
| Eigenschaften | Frisch-fruchtig, süss |
| Wirkung | Entspannend, harmonisierend, stimmungsaufhellend |
| Verwendung | Für Reinigungsprodukte, gering dosiert schönes Kinderöl für die Duftlampe |
| Produkte | Reinigungsmilch, Duschgel, Parfum |
| Vorsicht! | Kann Spuren von Furocumarinen enthalten,<br>deshalb direkte Sonnenbestrahlung vermeiden. |

| | |
|---|---|
| Name | **Manuka** *Leptospemum scoparium* |
| Pflanzenfamilie | Myrtaceae, Myrtengewächse |
| Gewinnung | Wasserdampfdestillation der Blätter |
| Wichtige Inhaltsstoffe | 60–75% Sesquiterpen-Kohlenwasserstoffe, vor allem Cadinene<br>20–25% Sesquiterpen-Ketone (Leptospermon) |
| Eigenschaften | Warm, erdig, krautig |
| Wirkung | Entzündungshemmend, antibakteriell, antimykotisch,<br>hautregenerierend, hautpflegend, juckreizlindernd, erdend |
| Verwendung | Bei entzündeter Haut, Akne, Ekzemen, Juckreiz |
| Produkte | Salbe, Balsam, Creme, Vaginal-Zäpfchen |

| | |
|---|---|
| Name | **Melisse** Zitronenmelisse *Melissa officinalis* |
| Pflanzenfamilie | Lamiaceae, Lippenblütler |
| Gewinnung | Wasserdampfdestillation des Krautes |
| Wichtige Inhaltsstoffe | 40–60% Sesquiterpene ($\beta$-Carophyllen<br>25–55% Monoterpen-Aldehyde (v. a. Citral)<br>5–10 % Monoterpen-Alkohole (Linalool) |
| Eigenschaften | Frisch-krautig, zitrusähnlich |
| Wirkung | Entzündungshemmend, antiviral, entspannend, stärkend |
| Verwendung | Normale, trockene und entzündliche Haut, Akne, Juckreiz, Herpes |
| Produkte | Salbe, Balsam, Creme, Lippenpflege |

*Im Handel ist Melisse 100% oder 10% (= 10% Melissa officinalis und*
*90% Cymbopogon citratus, Lemongrass) nicht zu verwechseln mit dem günstigen*
*Melissa indica (= 100% Lemongrass)*

| | |
|---|---|
| Name | **Mimose** *Acacia dealbata* |
| Pflanzenfamilie | Fabaceae, Schmetterlingsblütler |
| Gewinnung | Absolue, Lösungsmittelextraktion der Blüten |
| Wichtige Inhaltsstoffe | Aromatische Ester, aromatische Aldehyde und Ketone |
| Eigenschaften | Süss, weich, pudrig, frühlingshaft |
| Wirkung | Hautpflegend, entspannend, einhüllend, vor allem für sensible Personen |
| Verwendung | Für jeden Hauttyp |
| Produkte | Creme, Badeprodukte, Körperöl, Parfum |

| | |
|---|---|
| Name | **Muskatellersalbei** *Salvia sclarea* |
| Pflanzenfamilie | Lamiaceae, Lippenblütler |
| Gewinnung | Wasserdampfdestillation des Krautes |
| Wichtige Inhaltsstoffe | 65–80% Monoterpen-Ester (Linalylacetat) |
| | 15–20% Monoterpen-Alkohole (Linalool) |
| | 5–10% Sesquiterpene (Germacren-), bis 1% Diterpenol (Sclareol) |
| Eigenschaften | Würzig, frisch, balsamisch |
| Wirkung | Leicht entzündungshemmend, entspannend, aphrodisierend, euphorisierend, östrogenähnlich (Sclareol) |
| Verwendung | Für die Hautpflege, während Pubertät und Wechseljahren |
| Produkte | Salbe, Balsam, Creme, Duschgel, Rasierwasser, Massageöl |
| Vorsicht! | Nicht während der Schwangerschaft verwenden, jedoch für geburtsvorbereitende Damm-Massagen |

| | |
|---|---|
| Name | **Neroli** *Citrus aurantium, ssp amara* |
| Pflanzenfamilie | Rutaceae, Rautengewächse |
| Gewinnung | Wasserdampfdestillation der Blüten |
| Wichtige Inhaltsstoffe | 35–45% Monoterpen-Alkohole (Linalool) |
| | 20–40% Monoterpen-Kohlenwasserstoffe (Limonen, Pinen) |
| | 10–20% Monoterpen-Ester (Linalylacetat) |
| | 5–10% Sesquiterpen-Alkohole (Nerolidol, Farnesol) |
| | Aromatische Aldehyde und Ester in Spuren |
| Eigenschaften | Blumig, süss, intensiv duftend |
| Wirkung | Hautpflegend, antibakteriell, aphrodisierend, harmonisierend, stärkend |
| Verwendung | Bei entzündeter Haut, Ekzemen, Allergien, Akne, Schwangerschafts-und Babypflege, stärkt das Selbstvertrauen, «Notfall-Öl» |
| Produkte | Salbe, Balsam, Creme, Massageöl, Badeprodukte, Parfum |

| | |
|---|---|
| Name | **Orange süss** *Citrus sinensis* |
| Pflanzenfamilie | Rutaceae, Rautengewächse |
| Gewinnung | Kaltpressung aus den Schalen |
| Wichtige Inhaltsstoffe | 92–97% Monoterpen-Kohlenwasserstoffe (Limonen)<br>Bis 3% Monoterpen-Alkohole<br>Bis 3% Monoterpen-Aldehyde<br>Sesquiterpen-Aldehyde- und -ketone in Spuren |
| Eigenschaften | Frisch-fruchtig, süss |
| Wirkung | Harmonisierend, entspannend, stimmungsaufhellend |
| Verwendung | Für normale und trockene Haut |
| Produkte | Reinigungsmilch, Creme, Badeprodukte, Parfum |
| Vorsicht! | Kann Spuren von Furocumarinen enthalten<br>deshalb direkte Sonnenbestrahlung vermeiden. |

| | |
|---|---|
| Name | **Palmarosa** *Cymbopogon martinii* |
| Pflanzenfamilie | Poaceae, Süssgräser |
| Gewinnung | Wasserdampfdestillation des Grases |
| Wichtige Inhaltsstoffe | 80–85% Monoterpen-Alkohole (Geraniol)<br>10–15% Monoterpen-Ester (Geranylacetat und -formiat) |
| Eigenschaften | Frisch, blumig, krautig |
| Wirkung | Hautpflegend, entzündungshemmend, antiviral, antimykotisch, harmonisierend, entspannend |
| Verwendung | Für alle Hauttypen, bei entzündeter Haut, Allergien, Akne, Vaginalinfekte, in der Pubertät, Unterstützung zum Frau-Sein |
| Produkte | Salbe, Balsam, Creme, Badeprodukte,<br>Massageöl, Parfum, Seife, Vaginal-Zäpfchen |

| | |
|---|---|
| Name | **Patchouly** *Pogostemon cablin* |
| Pflanzenfamilie | Lamiaceae, Lippenblütler |
| Gewinnung | Wasserdampfdestillation der Blätter |
| Wichtige Inhaltsstoffe | 40–60% Sesquiterpen-Kohlenwasserstoffe (Bulnesen)<br>30–60% Sesquiterpen-Alkohole (Patchoulol) |
| Eigenschaften | Erdig, rauchig, balsamisch |
| Wirkung | Hautpflegend, entzündungshemmend, hautzellregenerierend<br>aphrodisierend, erdend |
| Verwendung | Bei reifer Haut, Falten, gereizter Haut und Akne |
| Produkte | Creme, Massageöl, Parfum, Rasierwasser, Seife<br>Duft der 68er Blumenkinder |

| | |
|---|---|
| Name | **Pfefferminze** *Mentha piperita* |
| Pflanzenfamilie | Lamiaceae, Lippenblütler |
| Gewinnung | Wasserdampfdestillation der Blätter |
| Wichtige Inhaltsstoffe | 30–45% Monoterpen-Alkohole (Menthol) |
| | 20–30% Monterpen-Ketone (Menthon) |
| | 3–5% Monoterpen-Kohlenwasserstoffe (Limone, $\alpha$-Pinen) |
| | 5–10% Monoterpen-Oxide (Menthofuran, 1,8-Cineol) |
| | 3–10% Monoterpen-Ester (Menthylacetat) |
| Eigenschaften | Kühl, frisch, belebend |
| Wirkung | Entzündungshemmend, hautzellregenerierend, antiviral, antibakteriell, durchblutungsfördernd aber kühlend, erfrischend, anregend |
| Verwendung | Bei fettender Haut, bei Hautunreinheiten |
| Produkte | Creme, Fusspflegeprodukte, Mundhygiene, Duschgel |
| Vorsicht! | Nicht für Kinder unter 5 Jahren und nicht für Epileptiker anwenden, sanft dosieren (Ketone!) |
| | Nicht in Kombination mit Homöopathie anwenden |

| | |
|---|---|
| Name | **Arabische Minze** *Nanaminze* |
| Pflanzenfamilie | Lamiaceae, Lippenblütler |
| Gewinnung | Wasserdampfdestillation der Blätter |
| Wichtige Inhaltsstoffe | 10–25% Monoterpen-Alkohole (Thujanol) |
| | 50–60% Monterpen-Ketone (Carvon) |
| | 20–30% Monoterpen-Kohlenwasserstoffe (Limone, $\alpha$-Pinen) |
| | 5–10% Monoterpen-Oxide (1,8-Cineol) |
| | bis 4% Sesquiterpene |
| Eigenschaften | Frisch-minzig, grün, krautig |
| Wirkung | Erfrischend, anregend, nicht so stark kühlend wie Pfefferminze |
| Verwendung | Bei fettender Haut, bei Hautunreinheiten |
| Produkte | Creme, Fusspflegeprodukte, Mundhygiene, Duschgel |
| Vorsicht! | Nicht für Kinder unter 5 Jahren und nicht für Epileptiker anwenden, sanft dosieren (Ketone!) |
| | Nicht in Kombination mit Homöopathie anwenden |

| | |
|---|---|
| Name | **Rose bulgarisch, türkisch** *Rosa damascena* |
| Pflanzenfamilie | Rosaceae, Rosengewächse |
| Gewinnung | Wasserdampfdestillation der Blüten |
| Wichtige Inhaltsstoffe | 65–75% Monoterpen-Alkohole (Citronellol, Geraniol, Nerol)<br>bis 4% Monoterpen-Ester (Geranylacetat)<br>bis 3% Aromatische Alkohole (Phenylethylalkohol)<br>bis 1% Monoterpen-Oxide (Rosenoxid)<br>Aromatische Säuren und viele weitere Stoffe in Spuren |
| Eigenschaften | Süss, blumig, warm, feminin |
| Wirkung | Hautpflegend, entzündungshemmend, wundheilend, aphrodisierend, harmonisierend |
| Verwendung | Hautpflege für jeden Hauttyp, bei Falten, entzündeter Haut, Schwangerschafts- und Babypflege, Altenpflege, Vaginalentzündungen, während den Wechseljahren |
| Produkte | Salbe, Balsam, Creme, Badeprodukte, Massageöl, Parfums, Vaginal-Zäpfchen |

| | |
|---|---|
| Name | **Mairose marokkanisch** *Rosa centifolia* |
| Pflanzenfamilie | Rosaceae, Rosengewächse |
| Gewinnung | Absolue, Lösungsmittelextraktion aus den Blüten |
| Wichtige Inhaltsstoffe | 8–10% Monoterpen-Alkohole (vor allem Citronellol)<br>60–75% Aromatische Alkohole (Phenylethylalkohol)<br>5% Aromatische Ester (Phenylethylacetat)<br>viele weitere Stoffe in Spuren |
| Eigenschaften | Süss, pudrig, warm, feminin |
| Wirkung | Hautpflegend, harmonisierend, stimmungsausgleichend |
| Verwendung | Hautpflege für jeden Hauttyp |
| Produkte | Creme, Parfum |

| | |
|---|---|
| Name | **Rosengeranie** *Pelargonium graveolens* |
| Pflanzenfamilie | Geraniaceae, Storchschnabelgewächse |
| Gewinnung | Wasserdampfdestillation der Blätter |
| Wichtige Inhaltsstoffe | 40–70% Monoterpen-Alkohole (Citronellol, Geraniol, Linalool)<br>15–35% Monoterpen-Ester (Geranylacetat)<br>5–10% Monoterpen-Ketone (Iso-Menthon) |
| Eigenschaften | Bumig, süss, frischer Unterton |
| Wirkung | Hautpflegend, hautregenerierend, antiviral, antibakteriell, antimykotisch, entzündungshemmend, harmonisierend, hormonell ausgleichend |
| Verwendung | Hautpflege für jeden Hauttyp, bei entzündeter Haut, Akne, Schwangerschaftspflege |
| Produkte | Salbe, Creme, Balsam, Badeprodukte, Massageöl, Seifen, Parfums |

| | |
|---|---|
| Name | **Rosenholz** *Aniba rosaedora* |
| Pflanzenfamilie | Lauraceae, Lorbeergewächse |
| Gewinnung | Wasserdampfdestillation aus Holzspänen |
| Wichtige Inhaltsstoffe | 85–95 % Monoterpen-Alkohole (Linalool) |
| | 2–8% Monoterpen-Oxide (Linalooloxid, 1,8-Cineol) |
| | Spuren von aromatischem Keton |
| Eigenschaften | Blumig, rosig, fruchtig |
| Wirkung | Hautpflegend, hautregenerierend, antiviral, antibakteriell, antimykotisch, entspannend |
| Verwendung | Hautpflege für jeden Hauttyp |
| Produkte | Salbe, Creme, Balsam, Badeprodukte, Massageöl, Seifen, Parfums |

| | |
|---|---|
| Name | **Rosmarin** Typ Cineol *Rosmarinus officinalis* |
| Pflanzenfamilie | Lamiaceae, Lippenblütler |
| Gewinnung | Wasserdampfdestillation der Zweigspitzen |
| Wichtige Inhaltsstoffe | 45–50% Monoterpen-Oxide (1,8-Cineol) |
| | 25–35% Monoterpen-Kohlenwasserstoff (Pinene, Camphen) |
| | 5–15% Monoterpen-Ketone (Kampfer) |
| | 5% Monoterpen-Alkohole (Borneol) |
| | 2% Monoterpen-Ester (Bornylacetat) |
| Eigenschaften | Würzig-warm, je nach Kampferanteil frisch und klar |
| Wirkung | Antibakteriell, antiviral, stark antiseptisch, entzündungshemmend durchblutungsfördernd, hautstoffwechselanregend |
| Verwendung | Bei fettiger, unreiner Haut, für Haarprodukte |
| Produkte | Wärmende Fusssalbe, Shampoo und Haarwasser für fettes Haar |
| Vorsicht! | Während der Schwangerschaft und bei Verdacht auf Epilepsie meiden |

| | |
|---|---|
| Name | **Sandelholz** ostindisch *Santalum album* |
| Pflanzenfamilie | Santalaceae, Sandelholzgewächse |
| Gewinnung | Wasserdampfdestillation des Holzes |
| Wichtige Inhaltsstoffe | 90–95% Sesquiterpen-Alkohole (Santalol) |
| | 5–10% Sesquiterpen-Kohlenwasserstoffe (Santalen) |
| Eigenschaften | Balsamisch, warm-holzig |
| Wirkung | Entzündungshemmend, hautpflegend, hautregenerierend, hormonregulierend, entstauend, aphrodisierend |
| Verwendung | Bei trockener, empfindlicher, entzündeteter Haut |
| Produkte | Salbe, Balsam, Creme, Parfum, Rasierwasser |
| Vorsicht! | Weil der Sandelholzbaum zu intensiv genutzt wurde, ist sein Bestand gefährdet. Es ist empfehlenswert auf Alternativen wie Atlaszeder oder Amyris auszuweichen |

| | |
|---|---|
| Name | **Thymian Typ geraniol** *Zitronenthymian* \| **Thymian Typ linalool** *Thymus vulgaris (mild)* |
| Pflanzenfamilie | Lamiaceae, Lippenblütler |
| Gewinnung | Wasserdampfdestillation des Krautes |
| Wichtige Inhaltsstoffe | 50–75% Monoterpen-Alkohole (Linalool), 5–15% Monoterpen-Ester (Linalylacetat) Spuren von Monoterpen-Aldehyden (Geranial, Neral) ca. 5% Monoterpen-Kohlenwasserstoffe, Spuren von Monoterpen-Phenol |
| Eigenschaften | Mild-würzig, zitronig |
| Wirkung | Hautpflegend, antibakteriell, antiviral, antimykotisch, ausgleichend |
| Verwendung | Für unreine und fettige Haut, Akne |
| Produkte | Salbe, Balsam, Creme |
| Vorsicht! | Thymian Typ thymool (stark) für Kosmetik nicht verwenden |

| | |
|---|---|
| Name | **Tonka** *Dipteryx odorata* |
| Pflanzenfamilie | Fabaceae, Schmetterlingsblütler |
| Gewinnung | Absolue, Alkohol-Extraktion aus den Bohnen |
| Wichtige Inhaltsstoffe | 60% Cumarin ($\alpha$-Benzopyron). Aromatische Aldehyde in Spuren |
| Eigenschaften | Balsamisch, süss, sinnlich, nach Heu oder Waldmeister duftend |
| Wirkung | Hautpflegend, -regenerierend, entzündungshemmend, entspannend, stimmungserhellend |
| Verwendung | Für reife Haut |
| Produkte | Creme, Balsam, Salbe, Massageöl, Parfum *für Pflegeprodukte nur gering dosieren* |

| | |
|---|---|
| Name | **Tolu-Balsam** *Myroxylon balsamum* |
| Pflanzenfamilie | Fabaceae, Schmetterlingsblütler |
| Gewinnung | Absolue, Alkohol-Extraktion aus dem Balsam |
| Wichtige Inhaltsstoffe | 35–70% Ester (Benzoesäure- und Zimtsäurebenzylester) 20–25% Säuren (Benzoesäure, Zimtsäure) ca. 5% Sesquiterpen-Alkohole (Nerolidol, Farnesol), Spuren von Vanillin |
| Eigenschaften | Blumig-süss, balsamisch, leicht vanillig |
| Wirkung | Hautpflegend, entzündungshemmend, antiseptisch, antibakeriell |
| Verwendung | Für trockene, rissige Haut |
| Produkte | Salbe, Balsam, Lippenpflege, Fixativ für Parfum |

| | |
|---|---|
| Name | **Vanille** *Vanilla planifolia* |
| Pflanzenfamilie | Orchidaceae, Orchideengewächse |
| Gewinnung | Alkohol-Extraktion der Schoten |
| Wichtige Inhaltsstoffe | 80% Aromatische Aldehyde, v. a. Vanillin. Aromatische Ester und Alkohole in Spuren |
| Eigenschaften | Süss, balsamisch |
| Wirkung | Entzündungshemmend, ausgleichend, aphrodisierend, beruhigend |
| Verwendung | Für jeden Hauttyp |
| Produkte | Creme, Lippenpflege, Duschgel |

| | |
|---:|:---|
| Name | **Vetiver** *Vetiveria zizanoides* |
| Pflanzenfamilie | Poaceae, Süssgräser |
| Gewinnung | Wasserdampfdestillation der Wurzeln |
| Wichtige Inhaltsstoffe | 50% Sesquiterpen-Kohlenwasserstoffe (Vetiven) |
| | 30% Sesquiterpen-Keton (Vetiveron, Vetivon) |
| | 20% Sesquiterpen-Alkohol (Vetiverol) |
| Eigenschaften | Warm, holzig, balsamisch |
| Wirkung | Hautpflegend, zellregenerierend, antibakteriell, tonisierend, hormonell ausgleichend, entspannend, erdend |
| Verwendung | Hautpflege für reife Haut, für Männer-Pflegeprodukte |
| Produkte | Salbe, Fussbalsam, Creme, Massageöl, Parfum, Rasierwasser |

| | |
|---:|:---|
| Name | **Weihrauch** Olibanum *Boswellia carterii (arabisch)* |
| Pflanzenfamilie | Burseraceae, Balsambaumgewächse |
| Gewinnung | Wasserdampfdestillation aus dem Harz |
| Wichtige Inhaltsstoffe | 40–70% Monoterpen-Kohlenwasserstoffe (α-Pinen, Limonen) |
| | 10–20% Sesquiterpen- Kohlenwasserstoffe (β-Caryophyllen) |
| Eigenschaften | Harzig, balsamisch, würzig, geheimnisvoll, je nach Sorte leicht zitronig |
| Wirkung | Sehr hautpflegend, zellregenerierend, entzündungshemmend, desodorierend, reinigend, entspannend, verbindet physische und geistige Ebene |
| Verwendung | Hautpflege bei reifer, faltiger Haut, ausgleichend bei fetter Haut, bei Narben, Ekzemen, Akne, für Meditation und Neuorientierung |
| Produkte | Salbe, Balsam, Creme, Massageöl, Parfum |

| | |
|---:|:---|
| Name | **Ylang Ylang** *Cananga odorata* |
| Pflanzenfamilie | Annonaceae, Flaschenbaumgewächse |
| Gewinnung | Wasserdampfdestillation der Blüten |
| Wichtige Inhaltsstoffe | bis 70% Sesquiterpene (Germacren-D, Caryophyllen, Farnesen) |
| | bis 55% Monoterpen-Alkohole (Linalool), 15–20% Monoterpen-Ester (Geranylacetat) |
| | 5–15% Äther (p-Cresolmethyläther) |
| Eigenschaften | Süss, blumig, exotisch, balsamisch |
| Wirkung | Hautpflegend, entzündungshemmend, euphorisierend, entspannend, hormonell ausgleichend |
| Verwendung | Hautpflege für jeden Hauttyp, besonders bei reifer Haut, Pubertätskrisen, bei Wechseljahrbeschwerden, Ja zum Frausein, Aphrodisiakum. |
| Produkte | Salbe, Balsam, Creme, Badeprodukte, Massageöl, Parfum, Seifen |

Die Qualität «extra» wird nur einige Stunden destilliert und enthält mehr leichtflüchtige Alkohole. Die Qualität «komplett» enthält viele Sesquiterpene.

| | |
|---|---|
| Name | **Zeder** Atlaszeder *Cedrus atlantica* |
| Pflanzenfamilie | Kieferngewächse, Pinaceae |
| Gewinnung | Wasserdampfdestillation der Holzspäne |
| Wichtige Inhaltsstoffe | Bis 85% Sesquiterpen-Kohlenwasserstoffe (Himachalen)<br>Bis 30% Sesquiterpen-Alkohole (Himachol, Cedrol, Atlantol)<br>5–20% Sesquiterpen-Ketone (Atlanton) |
| Eigenschaften | Warm, balsamisch, holzig |
| Wirkung | Hautpflegend, entzündungshemmend, zellregenerierend, antiallergisch (antihistaminisch), reinigend, stärkend, zentrierend |
| Verwendung | Hautpflege bei fetter, entzündeter Haut, Ekzemen, Akne, für Männerkosmetik |
| Produkte | Salbe, Balsam, Creme, Massageöl, Haarpflege, Rasierwasser, Parfum |
| | Kann als Ersatz für Sandelholzöl, das leider rar geworden ist, verwendet werden! |

| | |
|---|---|
| Name | **Zitrone** *Citrus limon* |
| Pflanzenfamilie | Rutaceae, Rautengewächse |
| Gewinnung | Kaltpressung aus den Schalen |
| Wichtige Inhaltsstoffe | 90–95% Monoterpen-Kohlenwasserstoffe (Limonen)<br>Monoterpen-Aldehyde (Citral)<br>Sesquiterpene ($\beta$-Bisabolen) |
| Eigenschaften | Frisch, spritzig, fruchtig |
| Wirkung | Entzündungshemmend, desodorierend, erfrischend, stimmungserhellend |
| Verwendung | Für die Fusspflege, Körperpflege, weniger für die Gesichtspflege |
| Produkte | Fussbalsam, Deodorant, Duschgel, Parfum, Rasierwasser |
| Vorsicht! | Kann Spuren von Furocumarinen enthalten, direkte Sonnenbestrahlung vermeiden! Kann leicht hautreizend wirken! |

| | |
|---|---|
| Name | **Zypresse** *Cupressus sempervirens* |
| Pflanzenfamilie | Cupressaceae, Zypressengewächse |
| Gewinnung | Wasserdampfdestillation der Zweige |
| Wichtige Inhaltsstoffe | 60–75 % Monoterpen-Kohlenwasserstoffe ($\alpha$-Pinen, Caren)<br>5–10% Sesquiterpen-Kohlenwasserstoffe (Cedren)<br>Bis 10% Sesquiterpen-Alkohole (Cedrol)<br>Spuren von Diterpenen (Abienol) |
| Eigenschaften | Frisch, würzig, harzig |
| Wirkung | Antiseptisch, venentonisierend, adstringierend, juckreizlindernd, antiallergisch, sanft östrogenähnlich |
| Verwendung | Bei Cellulite, schweren Beinen, nicht für die Gesichtspflege |
| Produkte | Salbe, Massageöl bei Cellulite, Duschgel |
| Vorsicht! | Nicht für Babys und Kleinkinder! |

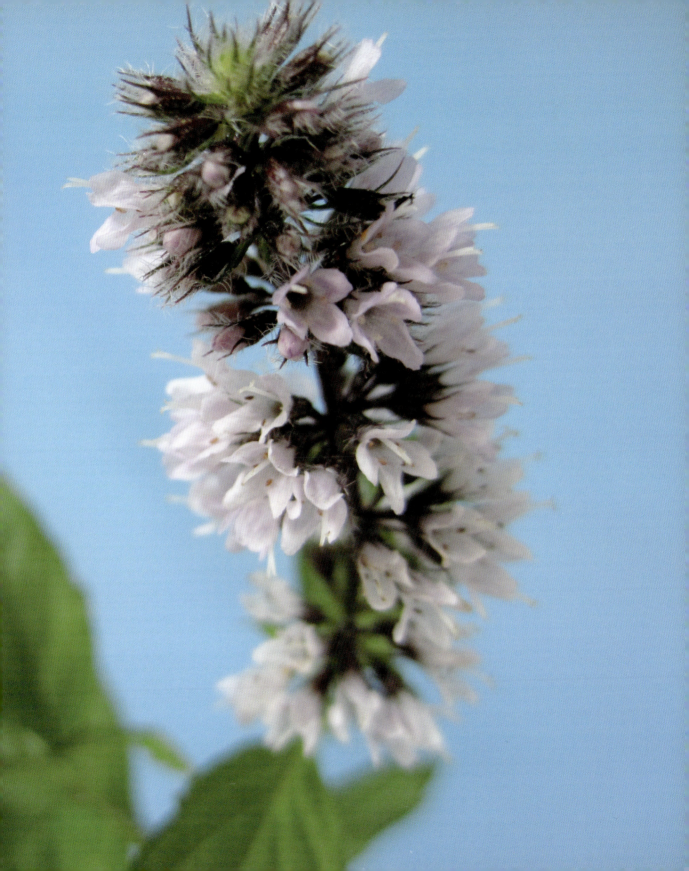

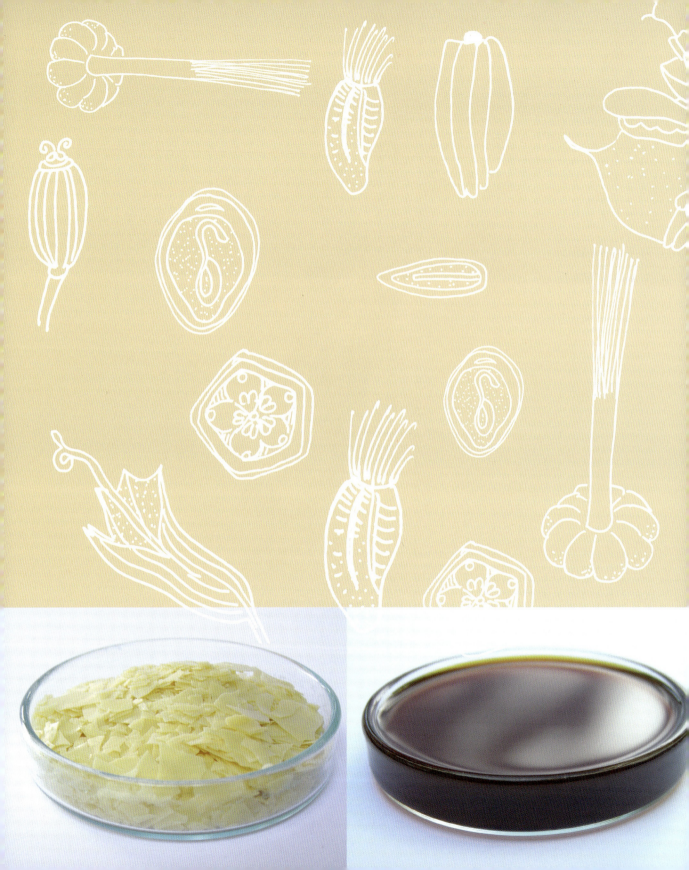

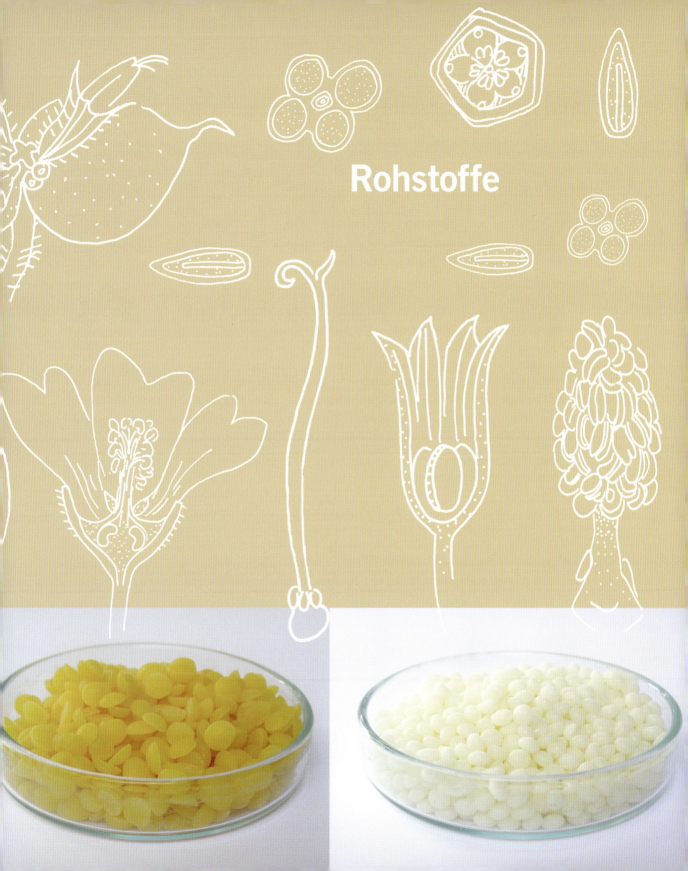
# Rohstoffe

# Rohstoffe von A bis Z

**Alkanna** *Anchusa officinalis | Alkanna tinctoria*
Boragianceae, Borretschgewächse

Borretschgewächs, im südöstlichen Mittelmeerraum vorkommend. Altbewährtes Färberholz aus der Rinde des Wurzelstockes. In einem Öl- oder Alkoholauszug entsteht eine rubinrote Farbe.

*Zum Färben, zum Beispiel von Lipgloss oder Badesalz.*

**Alkohol 96%** *Äthanol | Ethylalcohol | Weingeist | Feinsprit*
Flüssige Alkohole werden meistens durch das Vergären von verschiedenen Zuckerarten gewonnen. Für die Herstellung von Naturkosmetik eignet sich der echte, unvergällte Alkohol (Weingeist, Feinsprit oder Trinksprit) ohne Zusatz, der in Drogerien und Apotheken erhältlich und sehr teuer ist, weil er mit einer Steuer belegt ist. Der Alkohol mit 0,1% Kampfer vergällt (ungeniessbar gemacht) ist ebenfalls für die äusserliche Anwendung geeignet.

Zu den Alkoholen gehört auch das **Glycerin**, die festen Zuckeralkohole **Sorbit** und **Xylit** und der **Cetylalkohol**. Isopropylalkohol ist wegen des unangenehmen Geruches für diese Rezepte nicht geeignet.

*Alkohol wird als Lösungsmittel für Pflanzentinkturen, für Parfums, Lotionen und als Desinfektionsmittel eingesetzt. Für die Naturkosmetik ist er als konservierende Zutat beliebt.*

**Aloe Vera** *Aloe barbadensis*
Xanthorrhoeaceae, Grasbaumgewächse

Auch Wüstenlilie genannt, stammt ursprünglich von der arabischen Halbinsel und hat sich in vielen warmen Regionen eingebürgert. Aloe Vera enthält Mineralsalze, Zuckerarten, Vitamine, Aminosäuren und Flavonoide. Die Heilkraft von Aloe Vera ist seit Jahrhunderten bekannt. Auch bei uns ist sie seit vielen Jahren berühmt. Das Gel im Inneren des Aloeblattes hat feuchtigkeitsspendende, entzündungshemmende und hautglättende Wirkung.

*Für Frischkosmetik in Feuchtigkeitsmasken, bei trockener Vaginalschleimhaut, bei Sonnenbrand und Insektenstichen.*

**Aloe Vera Pulver** ist sprüh- oder gefriergetrocknet. Es enthält nicht mehr alle Inhaltsstoffe.
*Dennoch wirkt es 0,1%-ig in die Fettphase aufgelöst, hautbefeuchtend und -beruhigend.*

**Augentrost** siehe Pflanzenregister *Seite 164*

**Arnika** siehe Pflanzenregister *Seite 164*

**Avocadoöl** siehe Pflanzenöle *Seite 39*

**Banane**
Enthält viele Vitamine, Mineralstoffe und Spurenelemente. Bananen enthalten aber auch Säuren! Bei empfindlicher Haut kann die Wirkung mit Rahm gemildert werden.

*Für die «Frischkosmetik» wird die Banane gerne in Gesichts- und Haarpackungen verwendet.*

**Beinwell** siehe Pflanzenregister *Seite 164*

**Benzoe** siehe ätherische Öle *Seite 176*

**Benzoesäure** siehe Konservierung *Seite 21*

**Benzylalkohol** siehe Konservierung *Seite 21*

**Bergamotte** siehe ätherische Öle *Seite 176*

**Betain** siehe Kokosbetain, Tenside *Seite 107*

**Bienenwachs** *Cera flava / Cera alba*
Stoffwechselprodukt der Honigbienen, das diese für den Bau der Waben benötigen. Hartes Wachs, schmilzt bei 60°C. Durch Bleichen mit Peroxiden erhält man weisses Wachs (Cera alba).
*Konsistenzgeber (0,5–4%) für Salben, Balsame, Cremes mit leicht emulgierender und konservierender Wirkung.*

**Bier**
Enthält Vitamin B und Proteine. Hilft bei übermässiger Talgsekretion gegen fettiges Haar. Bier festigt das Haar und gibt schönen Glanz. *Verwendung in Shampoos und Spülungen.*

**Bierhefe**
Sehr vitaminreiches Nebenprodukt der Bierherstellung.
*Vor allem bei Akne und unreiner Haut innerlich und äusserlich anwendbar*

**Brennessel** siehe Pflanzenregister *Seite 164*

**Birke** siehe Pflanzenregister *Seite 164*

**Carnaubawachs** *Carnauba*
Sehr hartes Wachs, das von einer brasilianischen Fächerpalme (Copernicia prunifera) gewonnen wird. Schmilzt bei etwa 80°C.
*Wird für Lipgloss und Lippenstifte eingesetzt (2–6%)*

**Cetylalkohol** *Cetyl Alcohol*
Stammt ursprünglich von Walrat (Fett, das aus der Schädelhöhle des Pottwals stammt). Heute wird das Wachs durch Hydrierung aus Kokos- oder Palmfett gewonnen.
*Konsistenzgeber, Co-Emulgator (0,5–3%) für leichte Emulsionen mit mattierender Wirkung*

**Cistrose** siehe ätherische Öle *Seite 177*

**Destilliertes Wasser**
Durch Wasserdampfdestillation gewonnenes, keimarmes Wasser. Wird in Apotheken für die Herstellung von z.B. Augentropfen in Ampullen verwendet. Echtes Destilliertes Wasser ist relativ teuer.

Demineralisiertes Wasser wird oft als «destillatgleiches Wasser» vermarktet. Es ist durch Ionenaustausch entsalztes Wasser, frei von Mineralien (Kalk, Eisen, Schwermetalle). Dieses Wasser ist oft verkeimt. Vor Gebrauch unbedingt abkochen!

**Efeu** siehe Pflanzenregister *Seite 164*

**Elastin\*** siehe Kollagen *Seite 196*

**Emulsan** siehe Emulgatoren *Seite 73*

**Farnesol**
Bestandteil ätherischer Öle, die in Lindenblüten, Jasmin oder Rosen vorkommen. Farnesol ist eine Alkoholart mit bakterienwachstumshemmender Wirkung. Es wird naturidentisch hergestellt.
*Deodorantwirkstoff mit guter Hautverträglichkeit. 0,2–0,3% eingesetzt wirkt es einige Stunden.*

**Fenchel** siehe Pflanzenregister *Seite 165*

**Frauenmantel** siehe Pflanzenregister *Seite 165*

**Gänseblümchen** siehe Pflanzenregister *Seite 165*

**Glycerin** *Glycerol*
Dreiwertiger Alkohol, der in pflanzlichen und tierischen Fetten und Ölen vorkommt und als Nebenprodukt bei deren Verseifung entsteht. Klare, sirupartige, leicht süssliche Flüssigkeit.
Hygroskopisch (wasseranziehend), ab 30% eingesetzt hat es eine austrocknende Wirkung. Als Zusatz zur Wasserphase in Emulsionen (Cremes, Milchen) oder Duschgels und Shampoos wirkt es als Feuchthaltemittel. Emulsionen mit Glycerin erzeugen manchmal ein leicht «klebendes» Hautgefühl, das in Kombination 1:1 mit Sorbit gemildert wird. Anstelle von Weingeist (Alkohol) lassen sich auch Tinkturen für äusserlichen und innerlichen Gebrauch herstellen. *Seite 27*
*Kann als Ersatz für Harnstoff, Hyaluronsäure oder Sorbit verwendet werden. Einsatz für Pflegeprodukte: 0,5–5% in die Wasserphase oder in das fertige Produkt.*

**Gundelrebe** siehe Pflanzenregister *Seite 165*

**Gurke**
Enthält Vitamine, Enzyme, Mineralstoffe und Spurenelemente, zum Beispiel Schwefel.
*Gurke hat eine straffende, sehr erfrischende und klärende Wirkung auf die Haut. Frisch verwenden*

**Hamamelis** *Zaubernuss | Which hazel | Hamamelis virginiana*
Der Strauch stammt ursprünglich aus Ostasien. Er ist schon lange in Kanada heimisch und auch bei uns kann man ihn im Spätwinter mit gelb-orangen Blüten bestaunen.
Aus den Blättern und der Rinde der Stämme wird mittels Wasserdampfdestillation das Hamameliswasser (Hydrolat) gewonnen. Das Hydrolat enthält im Gegensatz zu den frischen oder getrockneten Blättern keine Gerbstoffe, jedoch ätherische Öle.
*Tonisierend, leicht entzündungshemmend in Gesichtswasser, Rasierwasser, Haarwasser Cremes, Gels für entzündliche, grossporige, schnell fettende Haut*

**Harnstoff** *Urea*
Kommt in der Haut als Abbauprodukt aus verhornenden Keratinozyten vor. Wird heute synthetisch hergestellt. Weisses Pulver, im Mörser fein zerrieben ist in der Fett- oder Wasserphase löslich (2–5%).
*Feuchtigkeitsbindend, juckreizlindernd bei Psoriasis und Neurodermitis*

Nicht für Kleinkinder, nicht bei nässenden, entzündeten Hautstellen

**Heidelbeeren**
Getrocknet, gemahlen. *Als Pflanzenfarbe für dunkelblone Haare; ergibt einen Ascheton.*

**Henna** *lawsonia inermis | Lythraceae | Weiderichgewächse*
Pflanzliches Haarfärbemittel. *Siehe auch Seite 146*

**Holunder** siehe Pflanzenregister *Seite 165*

**Honig** *Mel*
Bienenhonig ist ein altbewährtes kosmetisches Hausmittel mit leicht antiseptischer Wirkung. Es enthält Frucht- und Traubenzucker, Vitamine, Mineralsalze, organische Säuren, Eiweissstoffe und pflanzliche Aromastoffe. Je nach Herkunft gibt es Berg-, Wald-, Wiesen, Blütenhonig usw.
*Für Frischmasken pur verwenden, für Cremes, Gesichtswässer oder für die Haarpflege in der leicht erwärmten Wasserphase lösen.*

**Huflattich** siehe Pflanzenregister *Seite 166*

**Hyaluronsäure** *Hyaluronic Acid*
Polysaccharid, das aus menschlichen Nabelschnüren und Hahnenkämmen gewonnen wurde. Heute wird es biotechnologisch mittels Bakterien hergestellt. Bildet durch hohes Wasserbindevermögen in geringen Konzentrationen (0,1%) Gele.
*In Anti-Aging-Produkten mit feuchtigkeitsspeichernder, filmbildender, hautstraffender Wirkung eingesetzt*

**Hydrolat**
Wird durch Wasserdampfdestillation aus frischen oder getrockneten Pflanzen hergestellt. Oft ist dieses Pflanzenwasser als Nebenprodukt der Gewinnung von ätherischen Ölen bezeichnet. Hydrolate sind reich an wasserlöslichen Bestandteilen ätherischer Öle.
*Sie eignen sich wunderbar für die Wasserphase naturkosmetischer Produkte.*
Hydrolate lassen sich auch aus Pflanzen herstellen, die für die Aromatherapie nicht genutzt werden (z.B. Waldmeister oder Holunder).
Mit 10–15% Alkohol 96% konserviert, sind echte Hydrolate 6–12 Monate haltbar.
Rosen- oder Orangenblütenwasser aus Drogerien, Apotheken oder orientalischen Läden sind häufig keine echten Hydrolate. Sie bestehen aus demineralisiertem Wasser mit Aromaölen und oft auch Konservierungsstoffen.

**Immortelle** siehe ätherische Öle *Seite 177*

**Iris** siehe ätherische Öle *Seite 178*

**Jasmin** siehe ätherische Öle *Seite 178*

**Johanniskraut** siehe Pflanzenregister *Seite 166*

**Johannisöl**
Ölauszug mit Johanniskraut, meistens auf Olivenöl-Basis *Seite 29*

**Kakaobutter** siehe Pflanzenöle *Seite 37*

**Kaliumsorbat** siehe Konservierung *Seite 21*

**Kamille** siehe Pflanzenregister *Seite 166*

**Kaolin** siehe Tonerde *Seite 201*

**Kapuzinerkresse** siehe Pflanzenregister *Seite 166*

**Karottensamen** siehe ätherische Öle *Seite 179*

**Kieselgur** *Kieselerde | Diatomeenerde | Terra silicea*
Kommt in der Natur im Quarz oder Bergkristall vor, aber auch in Schachtelhalm, Spitzwegerich und vor allem in Kieselalgen. Weisses, feines Pulver mit grossem Absorptionsvermögen.
*Wird zum Entkeimen und Filtern von Flüssigkeiten eingesetzt.* Staubt stark, nicht einatmen!

**Kollagen und Elastin**
Eiweissstoffe (Proteine), die aus Tierhäuten oder Sehnen von Rindern extrahiert werden. Lösliches, natives Kollagen stammt aus dem Bindegewebe junger Tiere und wird in Anti-Agings-Produkten eingesetzt. Es ist umstritten, ob Kollagenmoleküle die Barriereschicht durchdringen können. Jedoch bilden sie auf der Hautoberfläche einen Film, der Feuchtigkeit speichert.
*In Haarpflegemitteln werden Kollagenhydrolisate in Haarkuren und -spülungen verwendet. Sie überziehen das Haar und verbessern die Kämmbarkeit.*
Alternativen: Pflanzliche Auszüge mit kollagenähnlichen Eigenschaften, z.B. Weizen oder Eibisch

**Konservierungsstoffe** *Seite 20 + 21*

**Konsistenzgeber**
Bestimmen die Festigkeit einer Creme, Salbe oder eines Balsams. Dazu gehören: Bienenwachs, Kakaobutter, Sheabutter, Kokosfett, Mangobutter, Cetylalkohol, Lanolin anhydrid

**Lanolin anhydrid** *Wollwachs | Wollfett | Lanolin cera*
Sekret der Talgdrüsen der Schafe; wird bei der Wolleverarbeitung gewonnen. Es besteht vor allem aus Wachsestern. Wenn die Schafe mit Insektiziden behandelt wurden, können Rückstände im Lanolin verbleiben – deshalb auf geprüfte Ware achten. Lanolin anhydrid (= wasserfrei) ist ein altbewährter, natürlicher Emulgator, der gut von der Haut aufgenommen wird. Er bildet stabile W/O-Emulsionen und kann ein 2–3faches seines Gewichtes an Wasser aufnehmen.
*Zur Herstellung von Cremes, Balsamen, Seifen als Überfettungs- und Feuchthaltemittel*

**Lanolin**
Eine Mischung aus 65% Wollwachs, 20% Wasser, 15% dickflüssigem Paraffin (Schweiz: Olivenöl)

**Lavendel** siehe ätherische Öle *Seite 179* und Pflanzenregister *Seite 167*

**Lecithin** *Lecithine*
Ist ein Bestandteil der Zellen des menschlichen Körpers ebenso wie vieler tierischer und pflanzlicher Zellen. Pflanzliches Lecithin wird vorwiegend aus der Sojabohne gewonnen und entsteht als Nebenprodukt bei der Ölgewinnung.

**Lysolecithin**
Durch ein Enzym leicht verändertes Lecithin. Ölartige Substanz, die für die Kosmetik als natürlicher Emulgator (O/W- oder Mischemulsionen (2–5%) verwendet wird.

*Für leichte Emulsionen und als Emulgator in Badeprodukten*
*Rückfettender, pflegender Zusatz in Shampoos und Duschgels*

**Rein-Lecithin**
Lecithin in Pulverform, bei dem der Wasseranteil bei der Gewinnung entzogen wurde.

*Emulgator (bis 5%) für leichte, aber doch sehr gehaltvolle Emulsionen und für Badekonfekt*

**Lindenblüten** siehe Pflanzenregister *Seite 167*

**Liposome**
Winzige Fettkügelchen (meistens Lecithine), die sich mit wasserlöslichen Wirkstoffen (Feuchthaltemitteln, Kollagen- und Elastinhydrolisat, Pflanzenextrakten und Vitaminen) beladen lassen.

*Sie können die Barriereschicht durchdringen und in tiefere Hautschichten gelangen.*

**Litsea cubeba** siehe ätherische Öle *Seite 179*

**Mairose** siehe ätherische Öle *Seite 184*

**Malve** siehe Pflanzenregister *Seite 167*

**Mandarine** siehe ätherische Öle *Seite 180*

**Mandelöl** siehe Pflanzenöle *Seite 37*

**Mangobutter** *Mangifera indica*
Mangobutter wird durch Extraktion aus dem Fruchtkern der Mangofrucht gewonnen. Das weiche, leicht gelbliche Fett schmilzt bei ca. 25°C. Mangobutter ist reich an ungesättigten Fettsäuren und hat eine hautregenerierende und glättende Wirkung für trockene Haut.

*Mangobutter kann anstelle oder in Kombination mit Sheabutter verwendet werden, zum Beispiel für Körperbutter oder als Konsistenzgeber in Balsamen.*

**Manuka** siehe ätherische Öle *Seite 180*

**Melisse | Zitronenmelisse** siehe ätherische Öle *Seite 180* und Pflanzenregister *Seite 170*

**Milchsäure** *Lactic Acid*
Bestandteil des Säureschutzmantels der Haut, trägt zur Feuchthaltung bei. Sie wird durch Lactobacillus-Arten auf der Basis von Zucker oder synthetisch hergestellt.

*Milchsäure 80% wird als pH-Stabilisator in Emulsionen, Shampoos, Gels eingesetzt*

**Milchzucker** *Saccharum Lactis | Lactose*
Aus Molke gewonnenes, weisses Pulver von schwach süssem Geschmack

*Milchzucker wird zur Verreibung von homöopathischen Globuli oder als leichtes Süssmittel für Zahnpulver oder Zahnpasten verwendet.*

**Mimose** siehe ätherische Öle *Seite 181*

**Montanov ™ 68** siehe Emulgatoren *Seite 75*

**Muskatellersalbei** siehe ätherische Öle *Seite 181*

**Natron** *Natriumhydrogencarbonat | «Kaisernatron» | Backpulver*
Weisses, kristallines Pulver für die Herstellung von Brausepulver und Sprudelbad-Produkten. Durch Wärme und Säure (z.B. Zitronensäure) wird Kohlendioxid abgespalten. Dadurch kommt es zum brausenden Effekt.

**Neroli** siehe ätherische Öle *Seite 181*

**Olivenöl** siehe Pflanzenöle *Seite 40*

**Orangenblütenwasser** *Orangenblütenhydrolat | Citrus aurantium amara*
Entsteht als Nebenprodukt bei der Gewinnung des ätherischen Orangenblütenöls (Neroli)
*Echtes Orangenblütenhydrolat wird für die Wasserphase in Emulsionen, Gels, Shampoos, Duschgels oder Parfums eingesetzt. Pur als wunderbares Gesichtswasser oder als Raumspray.*

**Orangenöl** siehe ätherische Öle *Seite 182*

**Patchouly** siehe ätherische Öle *Seite 182*

**Pfefferminze** siehe ätherische Öle *Seite 183* und Pflanzenregister *Seite 167*

**Pflanzenfarben**
Aus Pflanzen stammende Farbstoffe
wie Rande (Rote Bete), Curcuma, Blaukraut, Holunder, Spinat, Sanddornöl, Alkanna
*Zum natürlichen Färben von Duschgels, Badesalzen, Badekonfekt*

**Rhabarber** *Rheum*
Rhabarber enthält Gerbstoffe, Stärke, Pektine und Flavonoide.
*Die pulverisierte Wurzel wird als pflegende Pflanzenhaarfarbe verwendet.*

**Ringelblume** siehe Pflanzenregister *Seite 168*

**Rizinusöl** *Christuspalme | Wunderbaum | Ricinus communis | Euphorbaceae, Wolfsmilchgewächse*
Wird durch Kaltpressung der Samen gewonnen. Diese enthalten giftige Alkaloide, die aber bei der Kaltpressung im Rückstand verbleiben. Dickflüssiges, sehr fettes Öl, das kaum ranzig wird.
*Für Lippenpflegeprodukte mit Glosseffekt*

**Rose** siehe ätherische Öle *Seite 184* und Pflanzenregister *Seite 168*

**Rosengeranie** siehe ätherische Öle *Seite 184*

**Rosenholz** siehe ätherische Öle *Seite 185*

**Rosenwasser** *Rosenhydrolat | Rosa damascena*
Entsteht bei der Gewinnung des ätherischen Rosenöls (meistens aus der Damascener-Rose), durch Wasserdampf-Destillation. Reich an Phenylethylalkohol, der zur Haltbarkeit des Hydrolats beiträgt.
*Echtes Rosenhydrolat wird für die Wasserphase in Emulsionen, Gels, Shampoos, Duschgels, Parfums eingesetzt. Pur als wunderbares Gesichtswasser oder als Raumspray*

**Rosmarin** siehe ätherische Öle *Seite 185* und Pflanzenregister *Seite 168*

**Salbei** siehe Pflanzenregister *Seite 169*

**Sandelholz** siehe ätherische Öle *Seite 185*

**Schafgarbe** siehe Pflanzenregister *Seite 169*

**Schlämmkreide** *Naturkreide, Calcium carbonicum*
Ist in der Natur sehr verbreitet als Kalkstein, Kreide oder Marmor
*Eine leichte Qualität wird als Putzkörper in Zahnpulvern und -pasten verwendet*

**Sesamöl** siehe Pflanzenöle *Seite 40*

**Sheabutter** siehe Pflanzenöle *Seite 41*

**Sonnenblumenöl** siehe Pflanzenöle *Seite 35*

**Sorbinsäure** *Sorbic Acid* siehe Konservierung *Seite 21*

**Sorbit** *Sorbitol*
Zuckeralkohol, der in Früchten, vor allem in der Vogelbeere enthalten ist. Heute wird Sorbit durch Hydrierung von Glucose (Traubenzucker) gewonnen. Als Pulver oder Sirup 70% erhältlich
*Für die Kosmetik wird Sorbit anstelle von Glycerin als Feuchthaltemittel in Emulsionen verwendet. Es ist hautverträglich und etwas weniger «klebend» als Glycerin.*

**Spitzwegerich** siehe Pflanzenregister *Seite 169*

**Stärke** *Kartoffel-, Mais-, Weizen- oder Reisstärke*
Chemisch gesehen gehören sie zu den Polysacchariden. Erhältlich als feine, weisse Pulver mit guter Haftfähigkeit. *Zusatz in Puder und Bindemittel in Sprudel-Badekonfekt*

**Stiefmütterchen** siehe Pflanzenregister *Seite 169*

**Storchenschnabel** siehe Pflanzenregister *Seite 169*

**Squalane**
Aus Olivenöl, Fischlebertran oder synthetisch gewonnen
*Bewirkt als Zusatz in Emulsionen gute Verteilbarkeit von Emulsionen und verhindert das Weisseln beim Auftragen. Squalane wird auch in Haarpflegeprodukten für bessere Kämmbarkeit eingesetzt.*

**Talk** *Talcum*
Weisses, feines, leicht fettig anzufühlendes Pulver. Es wird aus einem natürlichen Mineral (Speckstein) gewonnen. Talk ist ein natürliches Magnesiumpolysilikat mit Spuren von Aluminiumsilikat.
*Pudergrundstoff, für Körper- und Fusspuder, Zusatz in Badekonfekt*

**Tenside**
Sind waschaktive Substanzen, die die Oberflächenspannung des Wassers herabsetzen und Schmutz lösen können. Sie werden aus natürlichen Fetten, Zuckerarten oder Erdölnebenprodukten (für die Industriekosmetik) hergestellt. Dazu gehören: Seifen, Syndets (=synthetische Tenside).
*Schaumgrundlagen für Duschgels und Shampoos wie Kokosbetain, Decylglucosid Seite 106 + 107*

**Thymian** siehe ätherische Öle *Seite 186* und Pflanzenregister *Seite 170*

**Titandioxid** *Titanium Dioxide*
Weisses Pigment mit sehr guter Deckkraft

*Fein gemahlenes Titandioxid wird in Sonnenschutzmitteln eingesetzt.*

**Tonerden auch Heilerden, Argile**

**Lavaerde** *Rhassoul = Ghassoul*
**Kaolin** *Bolus alba | weisse Porzellanerde | Pfeifenerde*
Natürliches, gereinigtes Aluminiumsilikat. Es ist die reinste Form der vielen Tonerden und wird heute noch als Grundstoff für Porzellan verwendet. Feines, weiches, fettig anzufühlendes Pulver von guter Saugfähigkeit. *Gute Pudergrundlage, für Packungen und Masken und Zahnpulver*

*Mit Eisenoxiden gefärbt wird es als* **Pigment** *eingesetzt:*
Gelbbraun **Terra di Siena**, braun **Umbra**, rot **Bolus rubra**, rosa (2 Teile weisse, 1 Teil rote Tonerde)

**Grüne Tonerde** (Mineralerde) hat ihre grüne Farbe durch Kupferablagerungen. Die schönste Qualität stammt aus Frankreich und wird immer noch sonnengetrocknet.

*Wird eingesetzt für Masken bei unreiner Haut, als Zusatz in Pickelpasten, Abdeckstiften und als neutralisierender Puder bei Rötungen.*

**Tonka** siehe ätherische Öle *Seite 186*

**Tolu-Balsam** siehe ätherische Öle *Seite 186*

**Traubenkernöl** siehe Pflanzenöle *Seite 35*

**Traubensilberkerze** siehe Pflanzenregister *Seite 170*

**Vanille** siehe ätherische Öle *Seite 186*

**Vaseline** *Petrolatum*
Echte Vaseline ist eine wachsartige Substanz und wird durch die Erdöldestillation gewonnen.

**Kunstvaseline** besteht aus flüssigen und festen Paraffinen.
*Sie wird sehr häufig für die Herstellung von Industriekosmetik eingesetzt.*

**Vaseline hydrosum** besteht aus 47% Vaselin, 50% Wasser und 3% Wachsalkohol.
*Sie wird als Salbengrundlage eingesetzt.*

**Veilchenwurzelpulver** *Iris germanica*
Die getrockneten, pulverisierten Rhizome der Irispflanze duften nach Veilchen.

*Das Pulver wird als Zusatz zu Körperpuder, Trockenshampoo oder als Fixativ für Potpourris und Duftsachets verwendet. Aus dem getrockneten Rhyzom lässt sich eine wunderbar duftende Tinktur herstellen.*

**Vetiver** siehe ätherische Öle *Seite 187*

**Waldmeister** siehe Pflanzenregister *Seite 170*

**Walnussschalen** *Juglans regia*
Pulverisierte Schalen der Walnüsse. Natürliche Pflanzenhaarfarbe

*Tönt braunes und dunkelblondes Haar in warmem Braunton*

**Weihrauch** siehe ätherische Öle *Seite 187*

**Weizenkeimöl** siehe Pflanzenöle *Seite 41*

**Wollwachs** siehe Lanolin anhydrid *Seite 196*

**Xanthan** *Xanthan gum*
Wird durch einen Gärprozess biotechnologisch mit Hilfe von Bakterienkulturen (Xanthomonas campestris) gewonnen

*Natürlicher, hautfreundlicher Gelbildner und Stabilisator (0,1–1%) für Gels, Emulsionen, Shampoos, Duschgels, Zahnpasten. Verbessert das Auftragen von Emulsionen*

Neuerdings ist auch tranparentes Xanthan erhältlich. Ein Vorteil für Gels!

**Ylang Ylang** siehe ätherische Öle *Seite 187*

**Zeder** *Atlaszeder* siehe ätherische Öle *Seite 188*

**Zinkoxid** *Zinc Oxide*
Mineralisches, weisses Pulver mit gutem Deckvermögen. Wirkt auf der Haut austrocknend, entzündungshemmend und adstringierend

*Verwendung in Pickelpasten. Als UV-Filter ist Zinkoxid umstritten.*

**Zitronenöl** siehe ätherische Öle *Seite 188*

**Zitrone**
Frisch gepresster Zitronensaft ist ein altes Hausmittel, das für Frisch-Kosmetik vielseitig eingesetzt werden kann.

*Neutralisierende Haarspülung, für Gesichtswasser, Zusatz zu Frischmasken*

**Zitronensäure** *Citric Acid*
Heutzutage biotechnologisch durch Gärprozesse bestimmter Schimmelpilzarten aus Kohlehydraten (Melasse, Holzabfälle, Mais) hergestellt. Weisses, kristallines Pulver von sehr saurem Geschmack

*In Wasser gelöst (60% Zitronensäure, 40% Wasser) wird es zum Einstellen des pH-Wertes anstelle von Milchsäure gebraucht. Zusatz zu Sprudelbädern; Kohlesäureabspaltung führt zu Sprudeleffekt*

**Zypresse** siehe ätherische Öle *Seite 188*

Zur Vollständigkeit und Information beschreibe ich hier auch Rohstoffe, die ich in meinen Rezepturen nicht verwende. Nach Möglichkeit setze ich nur vollkommen natürliche Rohstoffe ein.

# Bezugsquellen

**Kosmetik-Rohstoffe, ätherische Öle, Pflanzenöle, Kräuter, Labormaterial, Pigmente**
Pia Hess, Falkenriedweg 5, CH-3032 Hinterkappelen, 031 901 22 21
Ladenwerkstatt Postgasse 27, CH-3011 Bern, 031 311 95 75, www.pianaturkosmetik.ch

**Drogerie im Dreiangel,** Beat Lehner
Bäraustrasse 45, CH-3552 Bärau, 034 402 15 65, www.dreiangel.ch

www.gisellamanske.com
www.kosmetische-rohstoffe.de
www.omikron-online.de

**Ätherische Öle, Hydrolate, Naturkosmetik**
Pia Hess Naturkosmetik, www.pianaturkosmetik.ch
Farfalla Essentials AG, Florastr. 18b, CH-8610 Uster, www.farfalla.ch
Primavera Life GmbH, Am Fichtenholz 5, D-87477 Sulzberg, www.primavera-life.de
Suissessences, Deitingenstrasse 31, CH-3380 Wangen a. A., www.suissessences.ch

**Waagen**
www.waagen4you.ch
www.tomopol.de

**Destillen**
www.spezberger.ch
www.destillatio.ch
www.aetherischesoel.at

**Pflanzen**
Patricia Willi, CH-6274 Eschenbach, www.wildstauden.ch
Staudengärtnerei Gaissmayer, D-89257 Illertissen, www.gaissmayer.de

**Laborbedarf, Töpfchen, Flaschen, Zäpfchen-Hülsen**
www.pianaturkosmetik.ch auch für kleinere Mengen
www.anwa.ch
www.rosaheinz.de

**Weiterbildungs- und Kursangebote**
Kurse für Naturkosmetik und Heilpflanzen im Laufe der Jahreszeiten: www.pianaturkosmetik.ch

Erika Borter, Belp www.aromatherapieschule.ch
Freiburger Heilpflanzenschule info@freiburgerheilpflanzenschule
Soham Topham Köln, info@freies-institut-fuer-aromatherapie.de

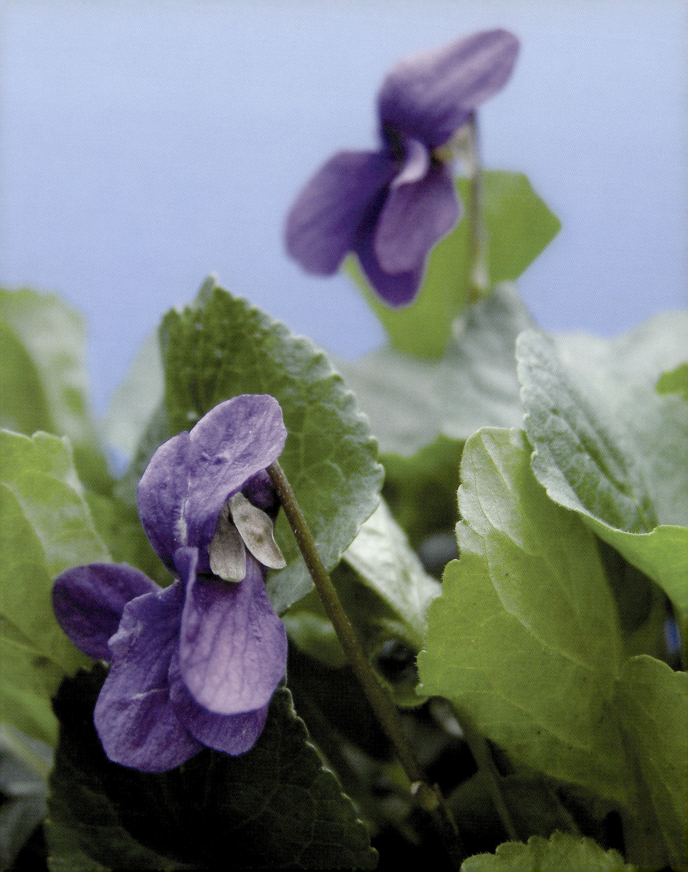

# Literatur

Die folgende Liste zeigt eine kleine Auswahl meiner Lieblingsbücher. Diese Bücher und viele der Autoren begleiten mich schon lange auf meinem Weg.

**Heilpflanzen bestimmen und kennenlernen**

Was blüht denn da? Aichele Dietmar, Gote Bechtle Marianne, Kosmos 1990
Praktisches Buch, nach Blütenfarben gegliedert, zum Bestimmen der Pflanzen

Das praktische Buch der Heilpflanzen, Bocksch Manfred, blv 2007
Heilpflanzen erkennen, sammeln, verarbeiten, nach Standorten gegliedert. Informationen zu Anwendungen einst und heute, zu Volksglauben und Brauchtum.

La Luna Kräuterbuch, Rudi Beiser, Selbstverlag La Luna Kräutermanufaktur 2007
Optimale Erntezeitpunkte von Heilpflanzen für den höchsten Gehalt an Aroma und Wirkstoffen, schonendes Ernten und Trocknen, Mondeinfluss. Rudi ist Dozent an der Freiburger Heilpflanzenschule.

Alles über Heilpflanzen, Ursel Bühring, Ulmer 2007
Portraits, Praxisgrundlagen für Heilpflanzenanwendungen, Geschichte, traditionelle Heilkunde und Botanik sehr umfassend erklärt. Eine Fundgrube von Pflanzenportraits, Wissenschaftlichem, Mythologischem bis hin zu handfesten Rezepten zeigt die Verbundenheit von Ursel Bühring zur Pflanzenwelt.

Pflanzen für die Gesundheit, Maja dal Cero, Hep Verlag AG 2004
Dieses Buch meiner Pflanzenfreundin Maja, mit der ich seit vielen Jahren an spannenden Botanikzirkeln unterwegs bin, handelt von heilenden, nährenden, inspirierenden Pflanzen. Naturwissenschaftliche Erkenntnisse, überliefertes Wissen und eigene Intuition bilden die Grundlagen.

Unsere Heilpflanzen, Maja dal Cero, ott Verlag 2009
Die Neuauflage und komplette Überarbeitung des Buches von Hans Flück, des ersten Kräuterbuches aus meiner Kindheit. 150 Heilpflanzen werden präzis und aus verschiedenen Blickwinkeln beschrieben.

Frauenheilbuch, Heide Fischer, Nymphenburger 2004
Für die meisten Frauenbeschwerden werden naturheilkundliche Behandlungsmöglichkeiten aufgezeigt. Selbsthilfemassnahmen und alte Hausmittel wie Tee, Tinktur, Salbe, Auflage, Wickel, Bad.
Heide unterrichtet die «Frauenheilkunde» in Freiburg.

Medizin der Erde, Susanne Fischer-Rizzi, AT 2005
Pflanzenbetrachtungen und Mythologie unserer Heilpflanzen wunderschön erzählt und ergänzt mit vielen Rezepten. Mein Lieblingsbuch von Susanne!

Kinderwerkstatt Zauberkräuter, Andrea Frommherz, AT 1997
Ein Werkbuch mit vielen Rezepten für Kräuterzubereitungen. Für die Arbeit mit Kindern zum Thema Heilkräuter.

Wesen und Signatur der Heilpflanzen, Roger Kalbermatten, AT 2002
Dieses Buch führt zu einem tiefen Verständnis der Heilpflanzen aufgrund der Betrachtung ihrer Signatur. Roger Kalbermatten entwickelte ein spezielles Verfahren zur Herstellung von Tinkturen und gründete die Firma «Ceres».

Das Heilpflanzenjahr, Adelheid Lingg, Kosmos 2010
Adelheid führt durch ihr persönliches Heilpflanzenjahr und schenkt einen ganz besonderen Zugang zu den Kräutern in Natur und Garten.

Alchemilla, Margret Madejsky, Goldmann 2000
Im Zentrum steht der Frauenmantel, ergänzt von vielen naturheilkundlichen Mitteln. Fachkundliches Nachschlagewerk für die Frauenheilkunde.

**Kosmetik und Rohstoffe**

Pflanzenöle, Ruth von Braunschweig, Stadelmann Verlag 2007
Qualität, Anwendung und Wirkung von Pflanzenölen für die Ernährung und die Körperpflege. Mit vielen Praxiserfahrungen und wissenschaftlichen Erkenntnissen.

Schönheit durch Kräuter und Essenzen, Pia Hess Heer und Rosmarie Krauchthaler, AT 1994 (vergriffen)
Selbstgemachte Kosmetik für Haut und Haar mit einer Fülle von Rezepten, basierend auf natürlichen Rohstoffen.

Wörterbuch der Kosmetik, Fey Horst, Otte Ilse, Wissenschaftliche Verlagsgesellschaft 2004
Nachschlagewerk für kosmetische Grund- und Hilfsstoffe.

Naturkosmetische Rohstoffe, Heike Käser, Freya 2010
Wirkung, Einsatz und Verarbeitung kosmetischer Rohstoffe werden fachkundig und umfassend beschrieben.

Kosmetik-Inhaltsstoffe von A-Z, Heinz Knieriemen, AT 2005
Umfassend, kritisch und kompetent beschreibt Heinz Knieriemen kosmetische Inhaltsstoffe, bewertet sie auf die Hautverträglichkeit und entschlüsselt INCI-Deklarierungen.

Pflegekosmetik, Wolfgang Raab, Ursula Kindl, Govi-Verlag 1990
Genaue Beschreibungen der Haut, vieler Rohstoffe, Aufgaben der Kosmetik und Definition der Produkte mit Gesetzesvorschriften.

**Ätherische Öle und Parfumerie**

Die Kunst der Alchemisten. Alles über Parfum. Mandy Aftel, Rütten & Loening 2004
Eine verführerische Schule der Düfte wie auch praktische Anleitungen zur Komposition eigener Parfums nach den Lehren der grossen Duftkünstler. Eine Kostbarkeit, leider vergriffen, manchmal noch im Antiquariat erhältlich.

Himmlische Düfte, Susanne Fischer-Rizzi, AT 2002
Anwendung wohlriechender Pflanzenessenzen und ihre Wirkungen auf Körper und Seele.
Dieses Buch meiner Aroma-Lehrerin ist ein Klassiker der Aromatherapie. Viele Türen ins Duftreich wurden durch diese Lektüre geöffnet...

Ätherische Öle selbst herstellen, Bettina Malle und Helge Schmickl, Verlag Die Werkstatt 2005
Die Herstellung und die Anwendungsmöglichkeiten ätherischer Öle und Hydrolate werden detailliert und praxisbezogen erklärt.

Praxis Aromatherapie, Monika Werner und Ruth von Braunschweig, Haug Verlag 2006
Inhaltsstoffe, Wirkungen und bewährte Anwendungen von über 100 ätherischen Ölen.

Aromatherapie für Pflege- und Heilberufe, Eliane Zimmermann, Sonntag 1998
Das Kursbuch zur Aromapraxis bietet umfassende Grundlagen der Aromatherapie.

# Verzeichnis der Rezepte

Abschminke 57
Absud Grundrezept 24
Aknepflege 94
Alkoholauszug Grundrezept 25
Aufguss Grundrezept 24

**Augenpflege**
Augenbalsam 83
Augengel 83
Kräuter-Augenkompresse 82
Augenöl 83

**Baby-, Kinderpflegeprodukte**
Baby-Balsam 67
Baby-Massageöl 127
Babyöl gegen Bauchkrämpfe 127
Baby-Ölbad 113
Kleie-Mehl-Bad mit Kräutern 115
Kinder-Massageöl 127
Ringelblumensalbe 66

**Badeprodukte**
Badeöle, Grundrezept 112
Badeöle, Duftideen 113
Badekonfekt, -pralines 120+121
Badekugeln, sprudelnd 120
Badesalze 116
Beruhigungsbad 115
Entspannungsbad 115
Honigbad 114
Kleiebad 115
Kräuterbäder 114

**Balsam** Grundrezept 65
Augenbalsam 83
Baby-Balsam 67
Fussbalsam kühlend 67
Fussbalsam wärmend 67
Händebalsam 67
Lippenbalsam 84
Rosenbalsam mit Rotklee 101
Sportbalsam 67

**Cremes**
Avocadocreme 71
Frühlingscreme 74
Feuchtigkeitscreme 73
Hamameliscreme 75
Hamamelis-Tagescreme 92
Handcreme 74
Holundercreme 72
Iriscreme mit Veilchen 75
Kokoscreme mit Vanille 72
Lavendelcreme, nach Rasur 74
Rosencreme mit Jojobaöl 69
Storchenschnabelcreme 74
Tagescreme für reife Haut 99
Weizenkeimcreme 71

**Deodorant**
Deo-Roll-on 133
Kamillen-Deodorant 133
Körperpuder 133
Mildes Deo ohne Alkohol 133

**Duschbäder | Duschgel**
Citrus-Duschgel 109
Fruchtig-blumiges Duschgel 109
Lavendel-Duschgel 108
Vanille-Duschgel 109

**Fusspflege**
Fussbalsam kühlend 67
Fussbalsam wärmend 67
Körperpuder 133

**Gels** Grundrezept 63
Gel ohne Alkohol 63
Aloe-vera Gel 100
Arnika-Gel 62
Beinwell (Wallwurz)-Gel 63

**Gesichtsdampfbad** 76+92

**Gesichtsöl** Feuchtigkeitslotion 99

**Gesichtswasser | Tonic**
Blüten-Tonic 59
Calendula-Gesichtswasser 60
Frühlings-Tonic 61
Tonic mit Frauenkräutern 98
Gundelreben-Gesichtswasser 91
Kapuzinerkresse-Tonic 61
Kräuter-Gesichtswasser 60
Rosen-Gesichtswasser 59

**Handpflege**
Händebalsam 67
Handcreme 74
Ringelblumen-Salbe 66

**Haarfärbeprodukte**
Pflanzenfarbpackungen 147
Pflanzenfarbspülungen 149

**Haarkuren**
Bier-Ei-Packung 144
Creme-Haarspülung /-Kur 143
Honig-Ei-Packung 144
Kräuterpackung 144

**Haarpflege**
Haarshampoos *siehe Shampoos*
Haarwachs 145
Kokos-Haarbalsam 145
Klettenwurzelöl 145
Kräuter-Haarwasser 143
Ölpackung gegen Kopfläuse 145

**Haarspülungen**
Apfelsaft-Spülung 142
Creme-Haarspülung 143
Haarspülung mit Apfelessig 142
Haarspülung, schnell 142
Kornblumen-Haarspülung 141

**Kompressen**
Augenkompressen 82
Gesichtskompressen 76

**Körperpflegeprodukte**
Körperbutter im Topf 130
Körperbutter in Formen 130
Körpercreme 128
Körperfluid 129
Körpermilch 128
Körpermilch mit Lecithin 129
Körperpeeling 131
Körperpuder 133

**Körper- und Massageöle**
Balsamisch-warm 124
Celluliteöl 125
Frisch-fruchtig 124
Sinnlich-blumig 124
Schutzöl 125
Sportöl 125
Körperöle Schwangerschaft 126
Baby- und Kinder-Massageöl 127

**Lippenpflege**
Lippenbalsam 84
Lippenglanz, Lipgloss 84
Lipgloss flüssig 85
Lippenpommade-Stift 85

**Lotionen**
Feuchtigkeits-Lotion
für unreine Haut 91
Feuchtigkeits-Lotion 99

**Mund- und Zahnpflege**
Mundspülungen 87
Zahngel 87
Zahnpulver 87

**Ölauszug** Grundrezept 29

**Packungen | Masken**
Apfel-Zitronen-Packung 81
Avocadopackung 79
Bananen-Quark-Packung 81
Bierhefe-Maske 93
Eiweiss-Maske 80
Gurken-Packung mit Minze 81
Honig-Hafer-Packung 80
Heilerde-Maske mit
Kapuzinerkresse 81 / 93
Karottenpackung 79
Kartoffelpackung 79
Leinsamen-Packung 80
Rosenblüten-Maske 80

**Parfum** Grundrezept 158
Creme-Parfum 159
Duftkompositionen 160
Düfte für Männer 161
Duftwässer 159

**Peelings**
Körper-Peeling mit Meersalz 131
Mandel-Mehlpeeling 132
Peelingcreme mit Seesand 77
Rohrzucker-Peeling 132
Rosen-Rhassoul 132
Zitronen-Peeling 77

**Pickel**
Pickel-Tupfer 93
Pickel-Paste 94

**Rasur-Pflege**
Rasierwasser 161
Lavendel-Creme 74

**Reinigungsprodukte**
Abschminke 57
Lecithin-Reinigungsmilch
mit Waldmeister 98
Lavendel-Reinigungscreme 57
Melissen-Reinigungsmilch 56
Reinigungsmilch kaltgerührt 57
Waschgel 90

**Salben** Grundrezept 65
Gundelreben-Salbe 66
Ringelblumen-(Calendula)Salbe 66
Storchenschnabel-Salbe 66

**Schwangerschaftspflege**
Körperöl 126
Massageöl mit Sheabutter 126
Öl für die Damm-Massage 126

**Shampoos**
Cognac-Ei-Shampoo 140
Ei-Honig-Shampoo 140
Henna-Shampoo 139
Kamillen-Shampoo 139
Kräuter-Shampoo 139
Lavendel-Shampoo 138

**Teemischungen**
Für Aknehaut 94
Wechseljahrtee 102

**Tinktur** Grundrezept 25 + 26
Glycerin-Tinktur 27

**Vaginalpflege**
Rosen-Zäpfchen 100
Vaginal-Pflegeöl 101

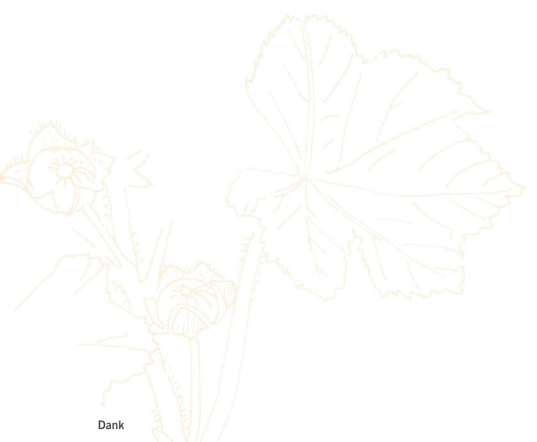

## Dank

Dieses Buch ist auf grossen Wunsch meiner vielen KundInnen und KursteilnehmerInnen entstanden. Vor allem die SchülerInnen der Kräuterwerkstatt der Heilpflanzenschule in Freiburg (Breisgau) haben sich sehr eine Neuauflage des Buches «Schönheit durch Kräuter und Essenzen» gewünscht. Mein besonderer Dank geht an Ursel Bühring, an deren Schule ich die Kräuterwerkstatt unterrichte, was mich persönlich immer wieder sehr bereichert.

Ganz vielen Dank an meine Schwester Silvia Hess Jossen für die wundervolle Gestaltung des Buches. Ebenso danke ich Wada Jossen, der voller Begeisterung die sehr schönen Fotos und Zeichnungen kreierte. Als die Zeit reif war, an die Arbeit dieses Buches zu gehen, wünschte ich mir ein ganz besonderes Buch. Ich weiss, so kompromisslos schön konnte es nur mit euch beiden werden! Aus dem anfänglichen Gedanken der Überarbeitung ist nun ein ganz neues Buch entstanden.

Meinen Söhnen Fabio und Nico Heer danke ich von Herzen für ihre Geduld und Fachkompetenz bei Computerproblemen und für die wertvolle Kritik beim Lesen der Texte. Ihr beide seid wunderbar!

Herzlichen Dank für das Lesen, Korrigieren oder Diskutieren der Texte an: Corinne Aebischer, Maya Dal Cero, Renée Dreyer, Irmgard Fischer, Christine Furter, Barbara Gribi, Beat Lehner, Christine Leicht, Gerhard Messerli, Nicole Sobotkiewicz, Dr. Brigitte Schulthess, Lèla Stark, Soham Topham, Elisabeth Weber, Doris, Ennio, Erika, Helen, Jean-Pierre, Karin, Katharina, Mila, Monique, Primula, Susanna, Stefan, Ueli und meinem Onkel Eduard.

Besten Dank auch an viele KundInnen fürs Austesten und die Rückmeldungen der Rezepturproben.

Dank an meine Lehrer und Lehrerinnen, an meine Pflanzenfreundinnen und -freunde und allen Pflanzenwesen, die mich immer wieder begleiten.

*Pia Hess*